Comment voir un stéréogramme ?

Vous aimeriez voir les reliefs cachés dans ces stéréogrammes (images au relief 3D) ?
Pas de panique voici une marche à suivre pour apprendre à les découvrir.

Il va vous falloir vous armer de patience car lorsque l'on n'est pas habitué à déchiffrer ce genre d'image ce n'est pas toujours facile. Vous devez oublier votre habitude à fixer un même point avec vos yeux. Le but pour voir le relief de l'image cachée, c'est d'avoir une vision parallèle. (En fixant un point loin derrière l'image)

La méthode pour vous y aider :

Tout d'abord laissez "flotter votre regard dans le vide" comme lorsqu'on est fatigué et qu'on ne fixe pas un point particulier ou qu'on regarde la télévision en pensant à autre chose. Votre vision devrait normalement se dédoubler légèrement.
Approchez ensuite le livre près de votre nez (à environ 10 cm) puis éloignez le lentement et progressivement de votre visage afin que le relief se révèle à vos yeux.

Avec de l'entraînement vous n'aurez plus besoin de vous coller au livre, vous saurez à quelle distance vous positionner pour découvrir les images en 3D.

Allez encore un peu de patience ! Bientôt, les reliefs des stéréogrammes n'auront plus aucun secret pour vous.

Ce livre est le deuxième du genre que j'édite et j'espère qu'il vous plaira. D'autres vont bientôt sortir, que ce soit des stéréogrammes ou d'autres jeux de l'esprit.

ATTENTION, TOUTES LES IMAGES A DECOUVRIR A L'INTERIEUR SONT EN PAYSAGE, VOUS DEVEZ DONC TOURNER LE LIVRE AVEC LE PLI AU DESSUS

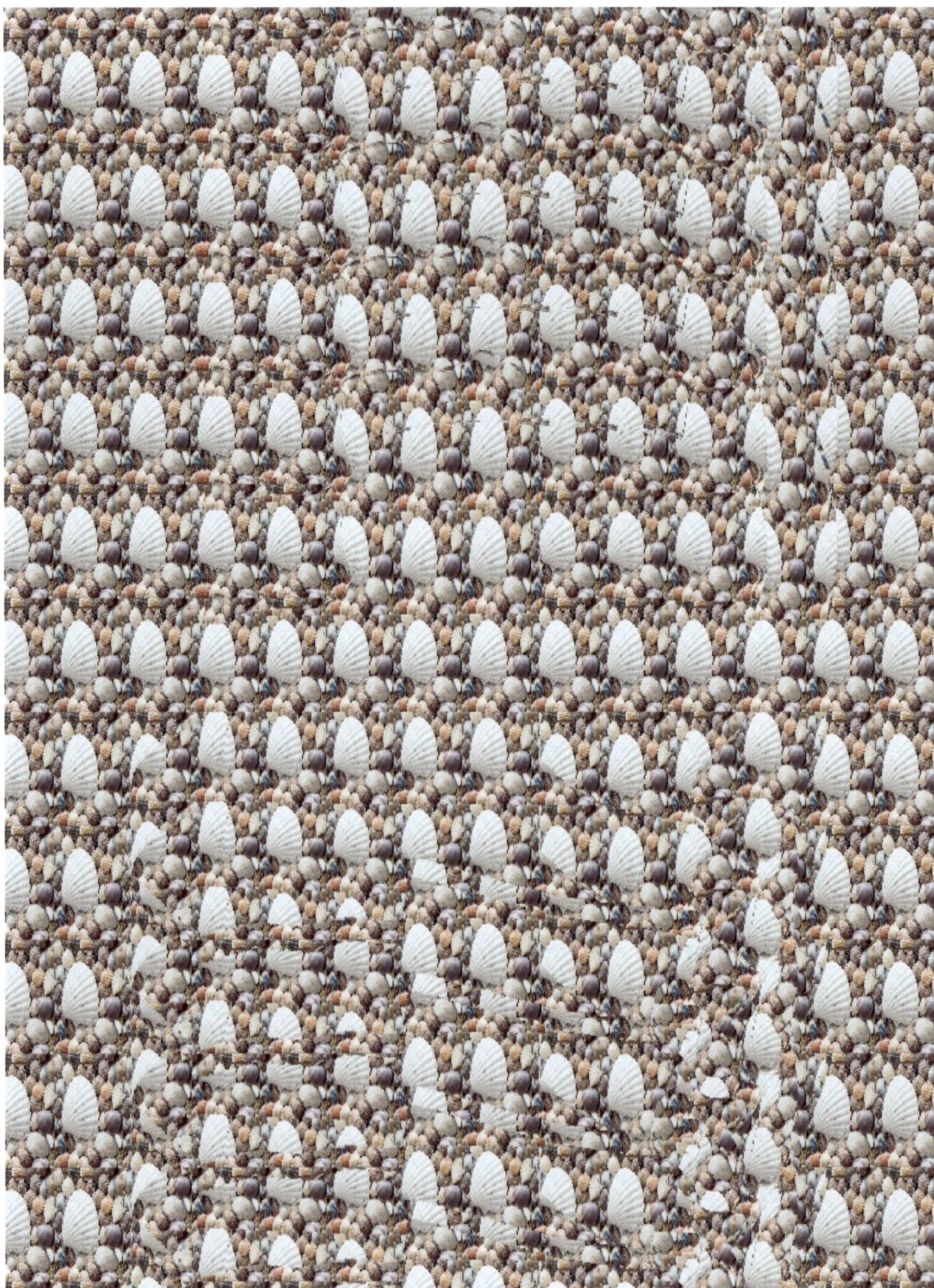

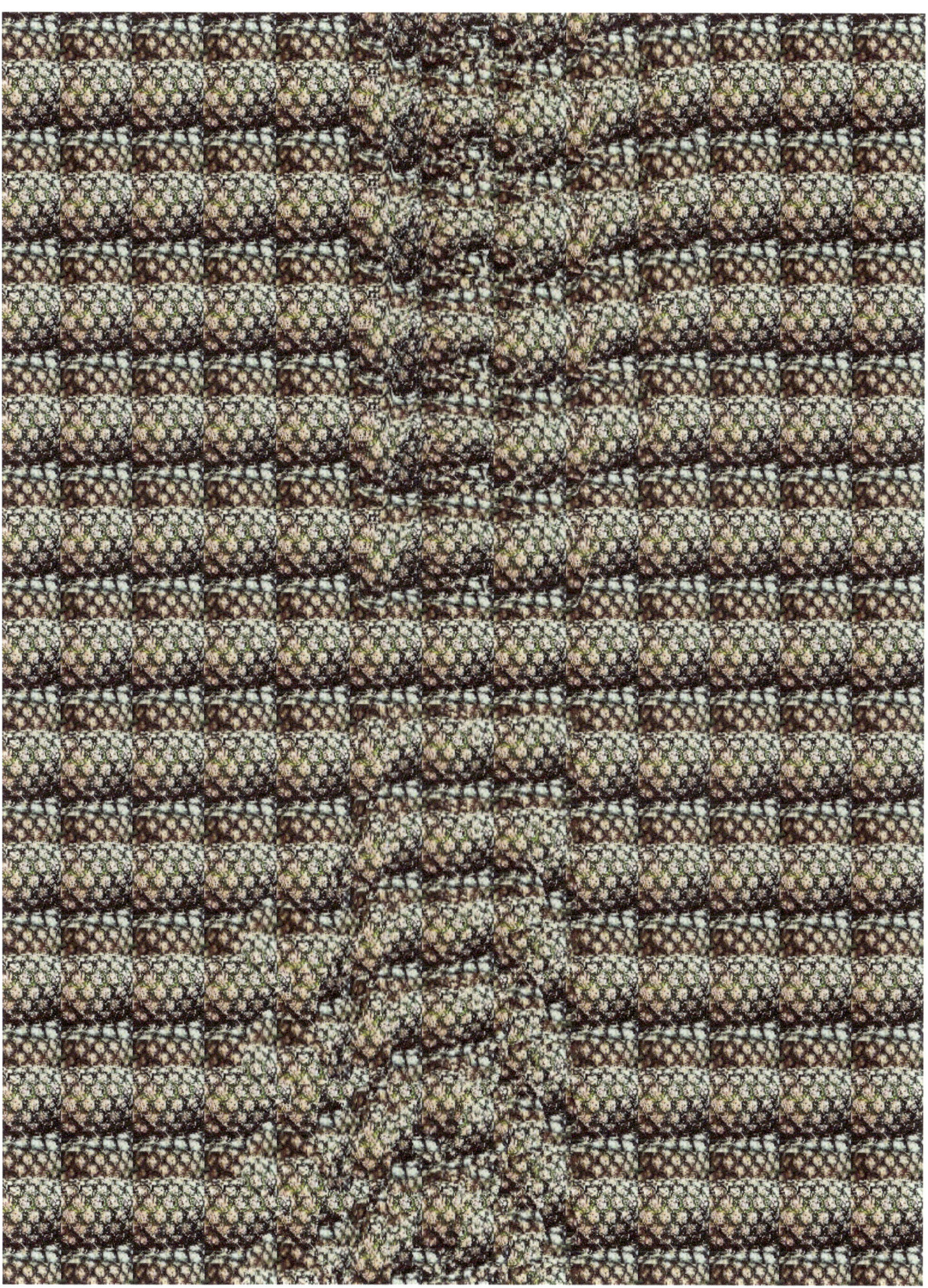

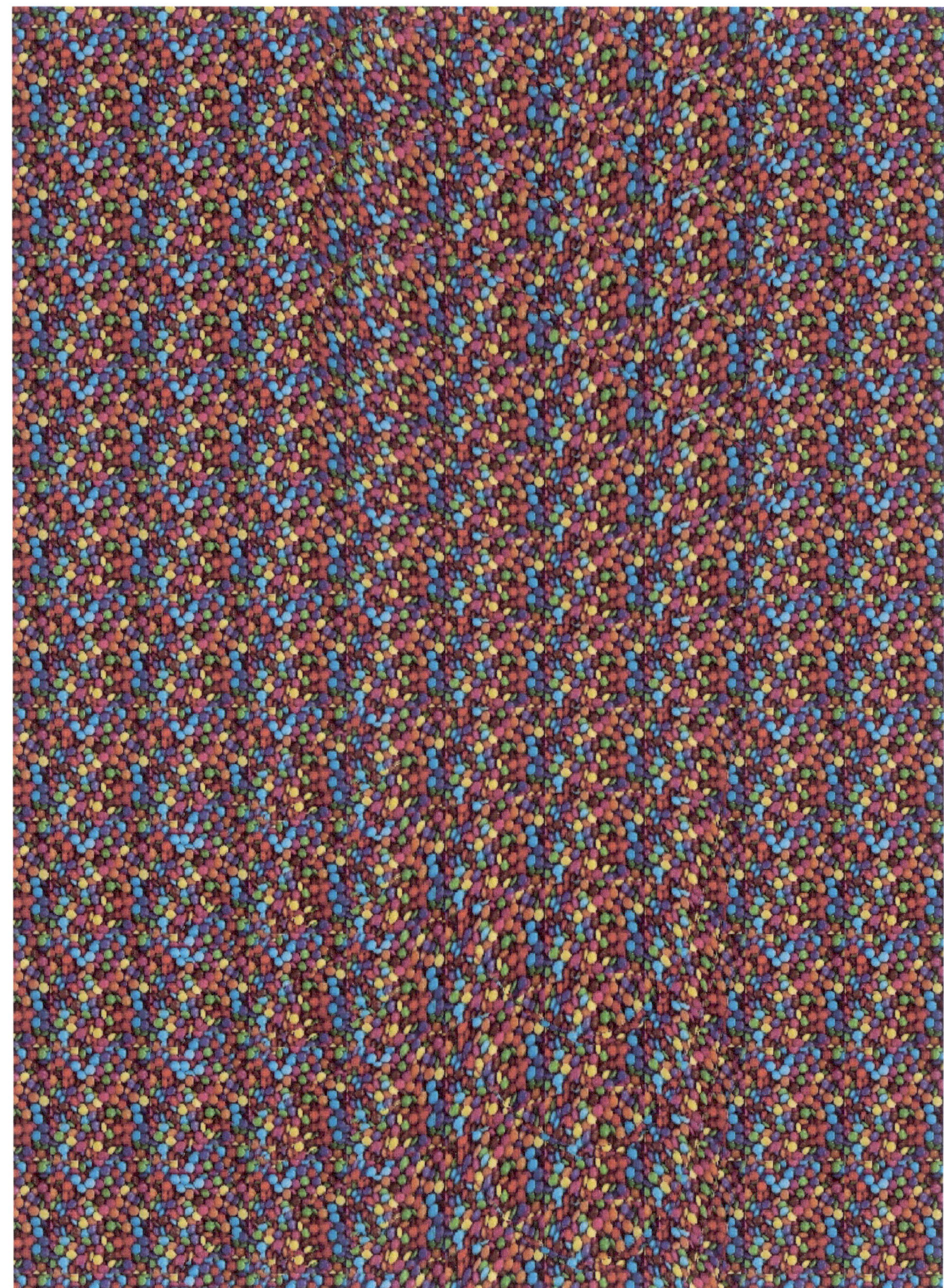

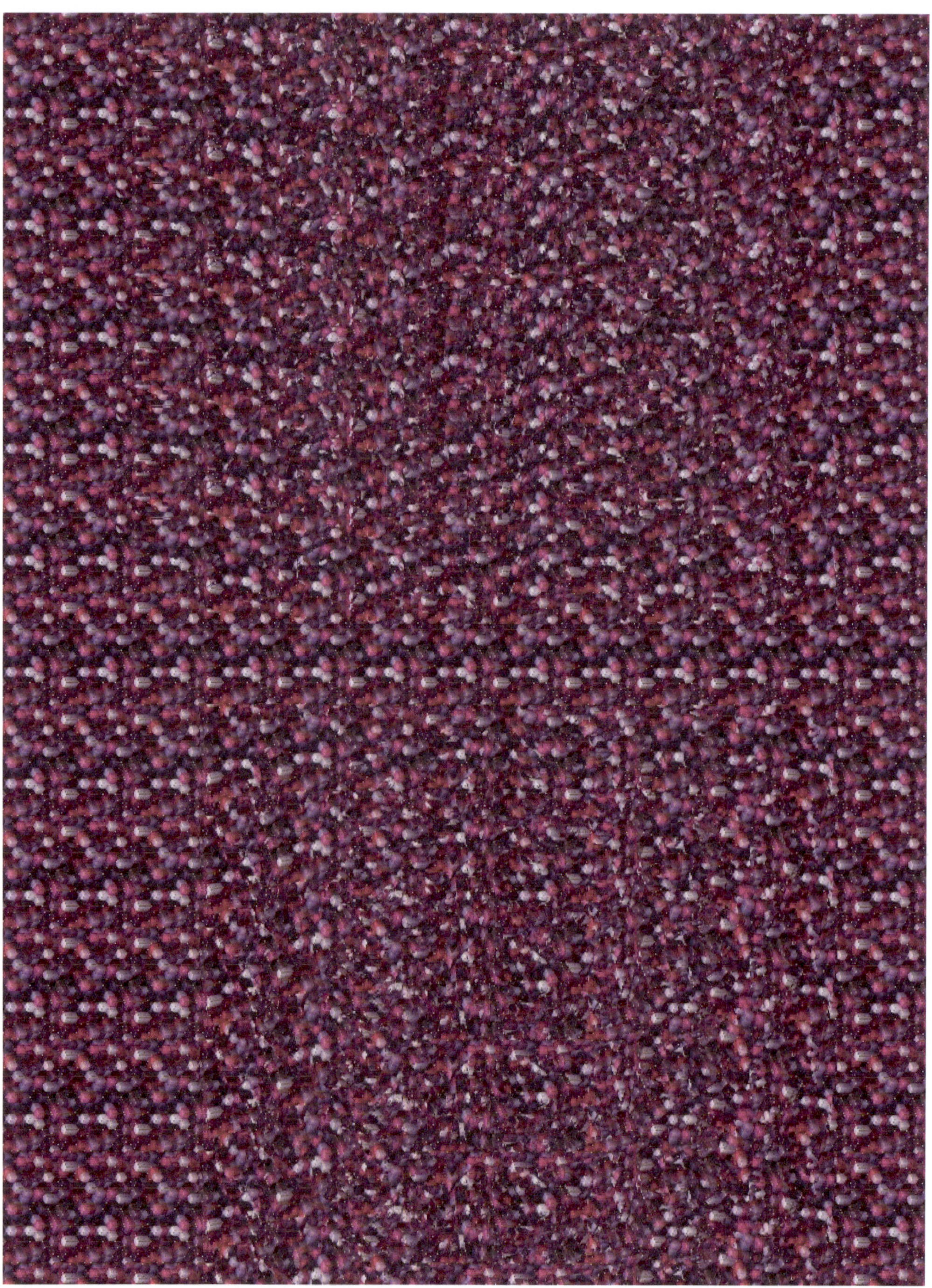

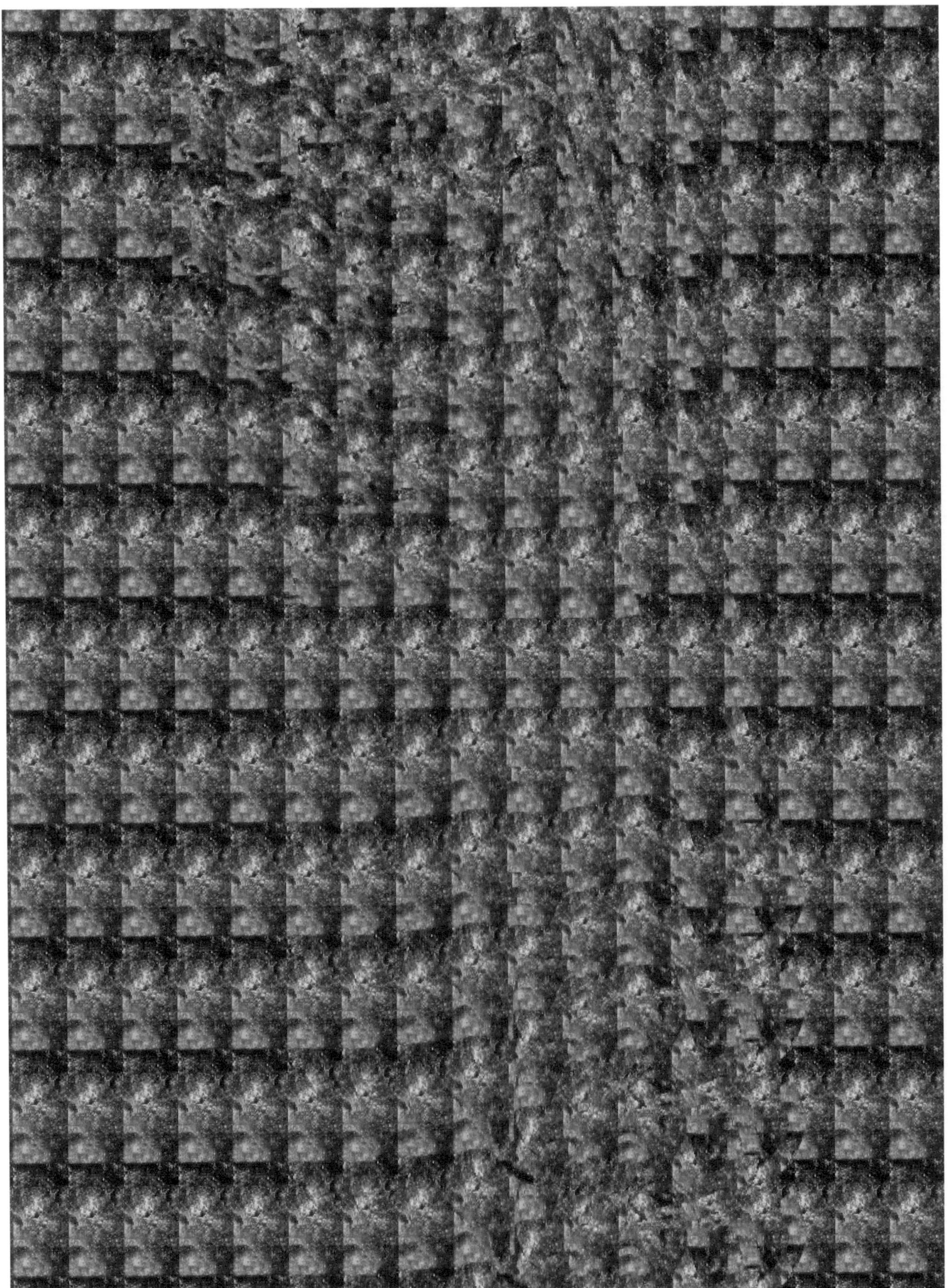

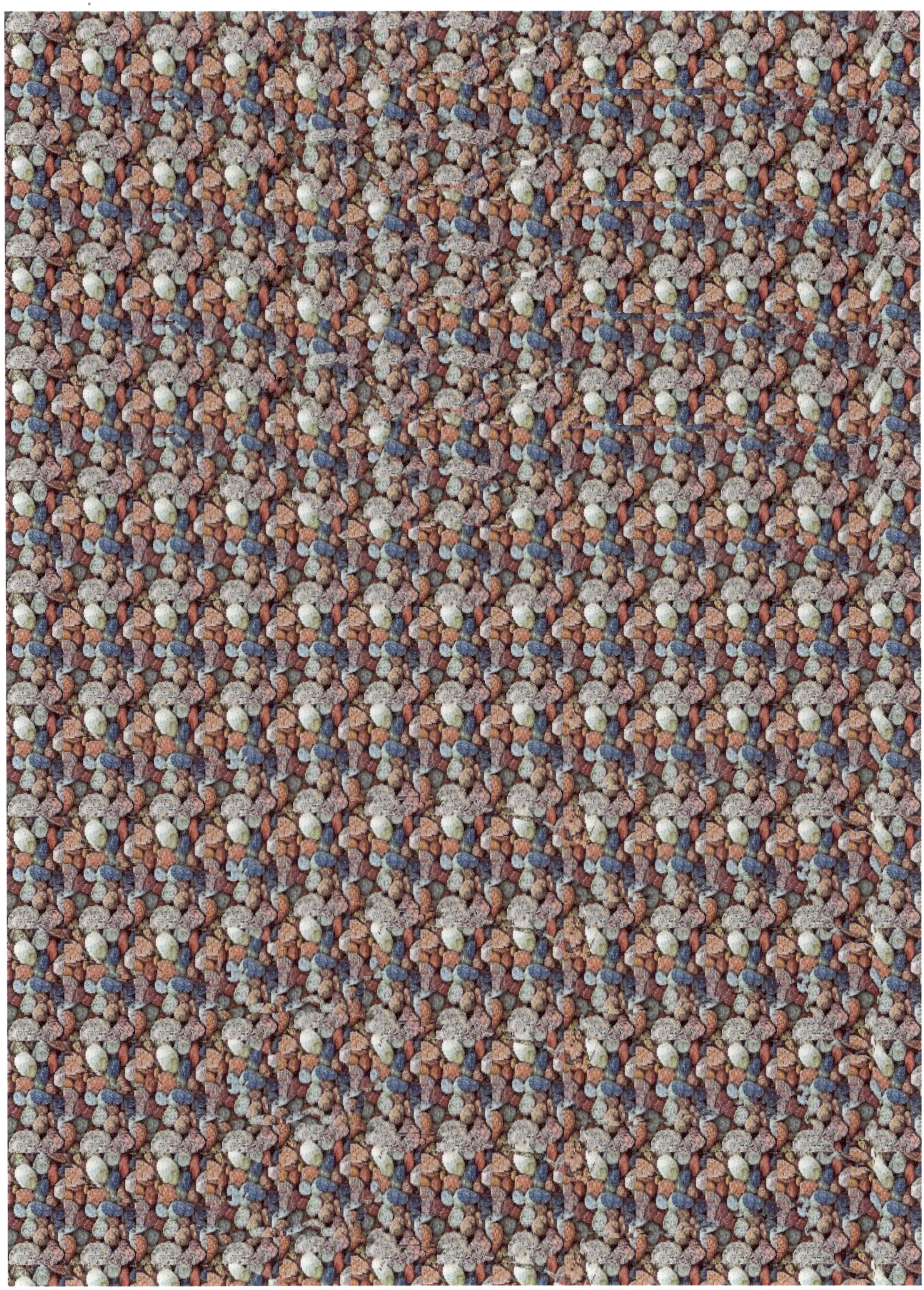

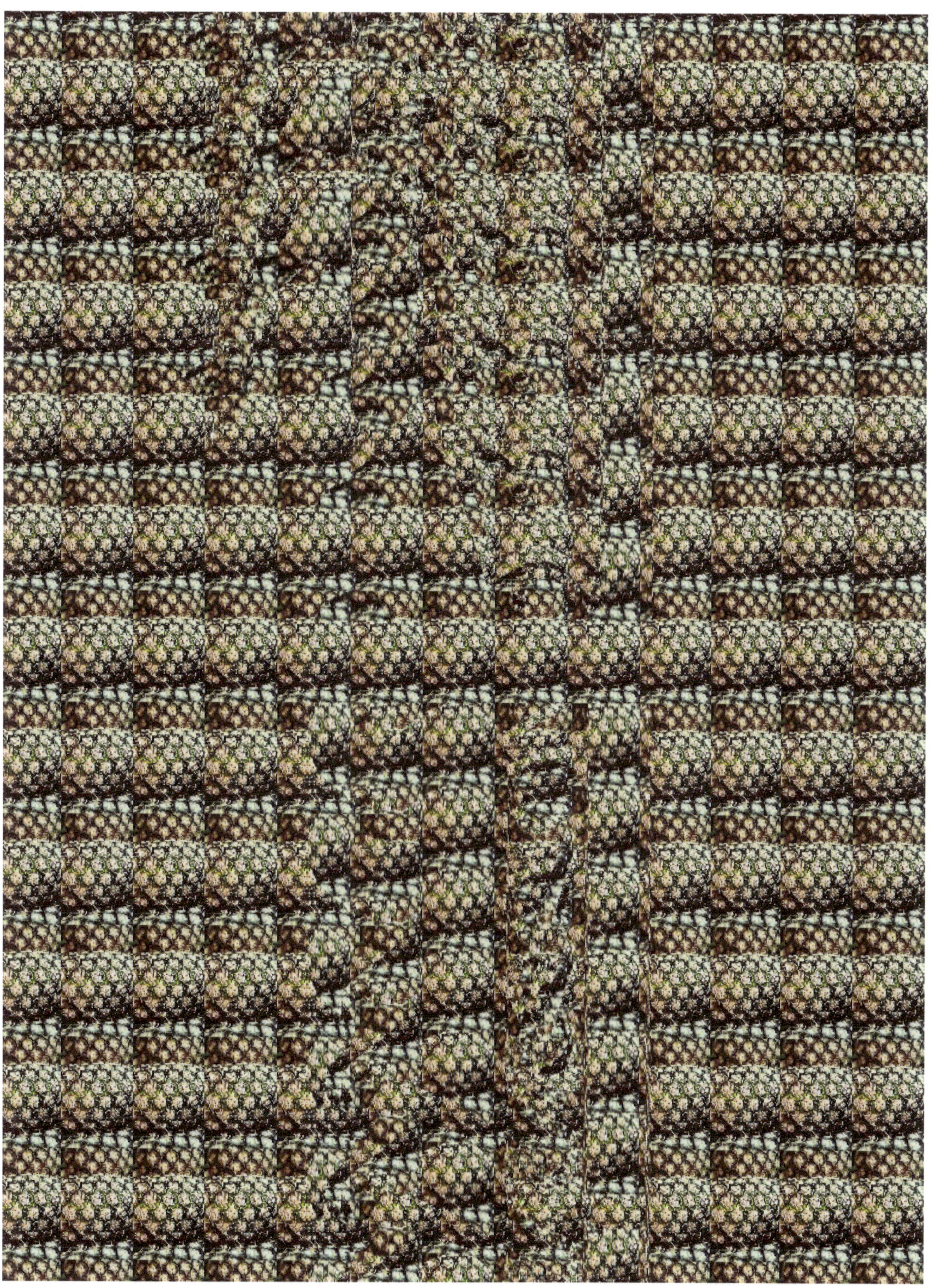

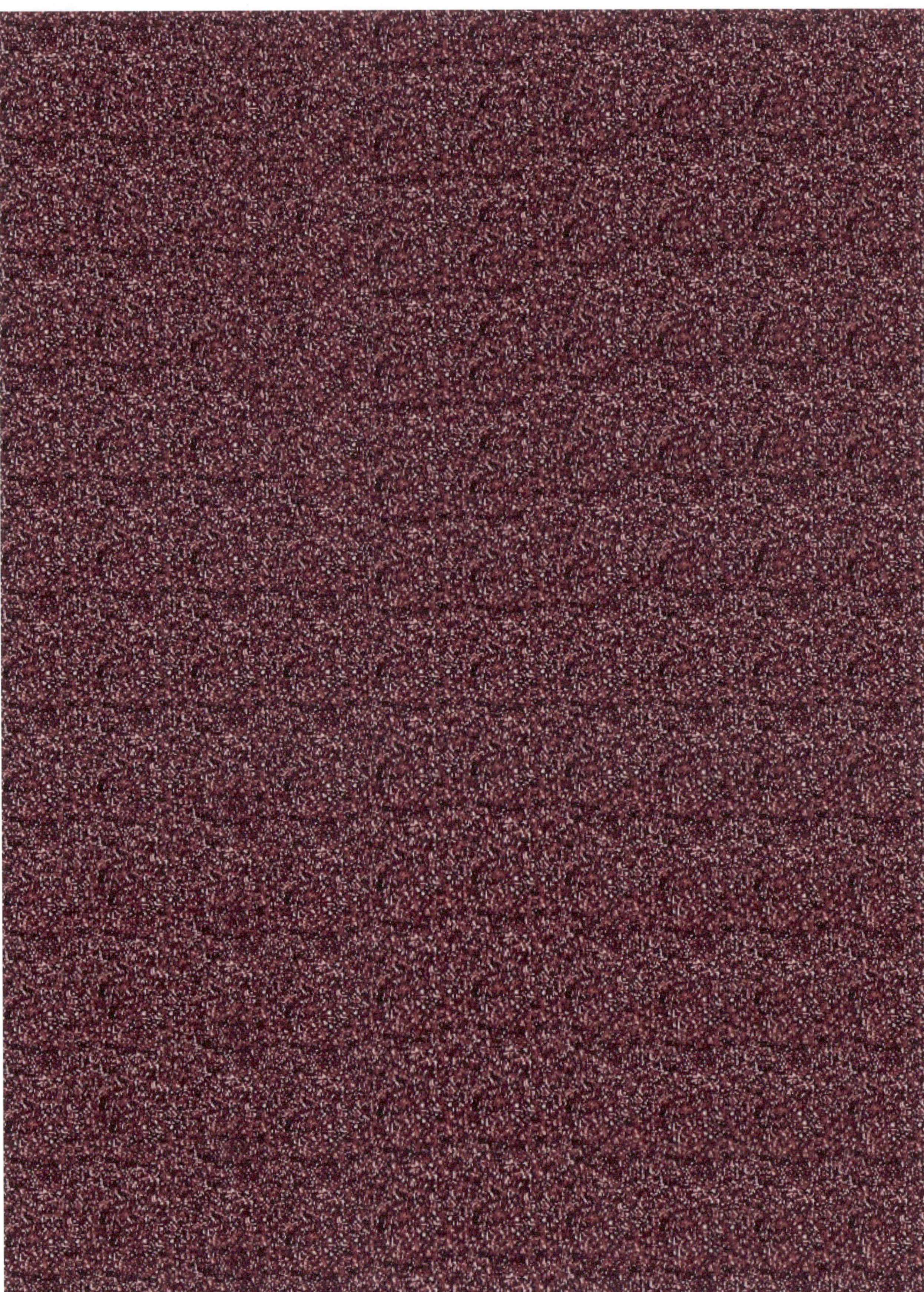

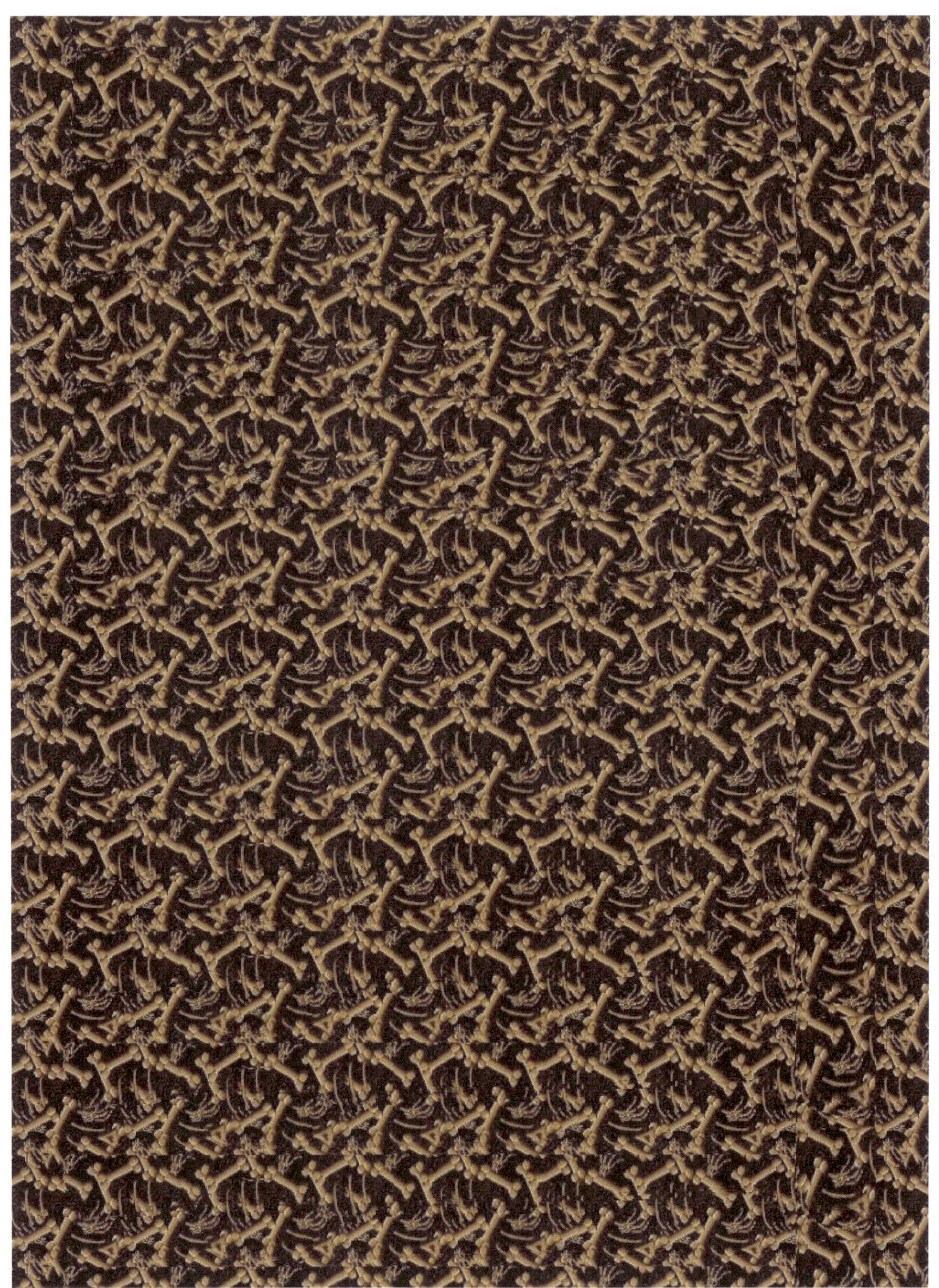

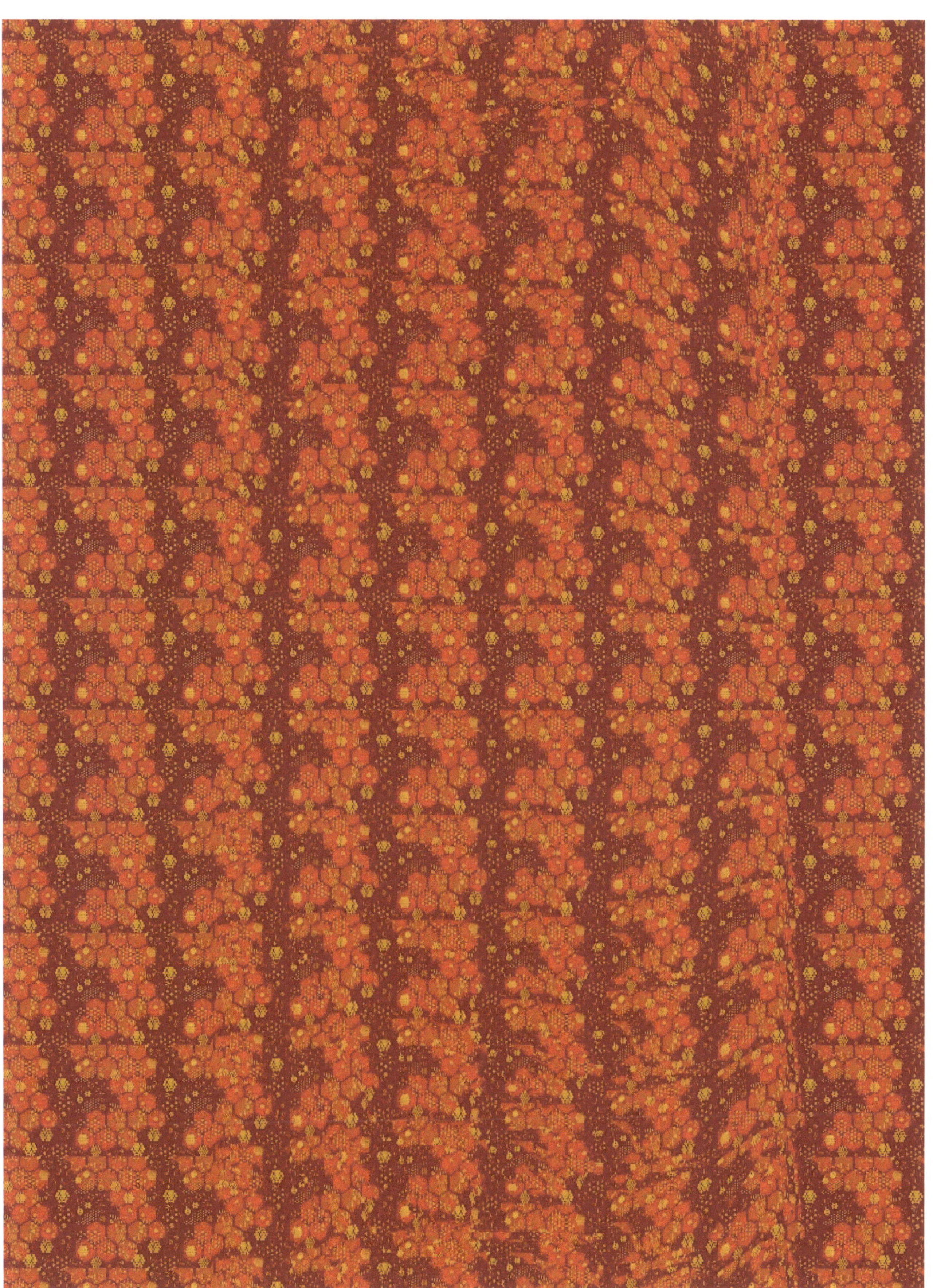

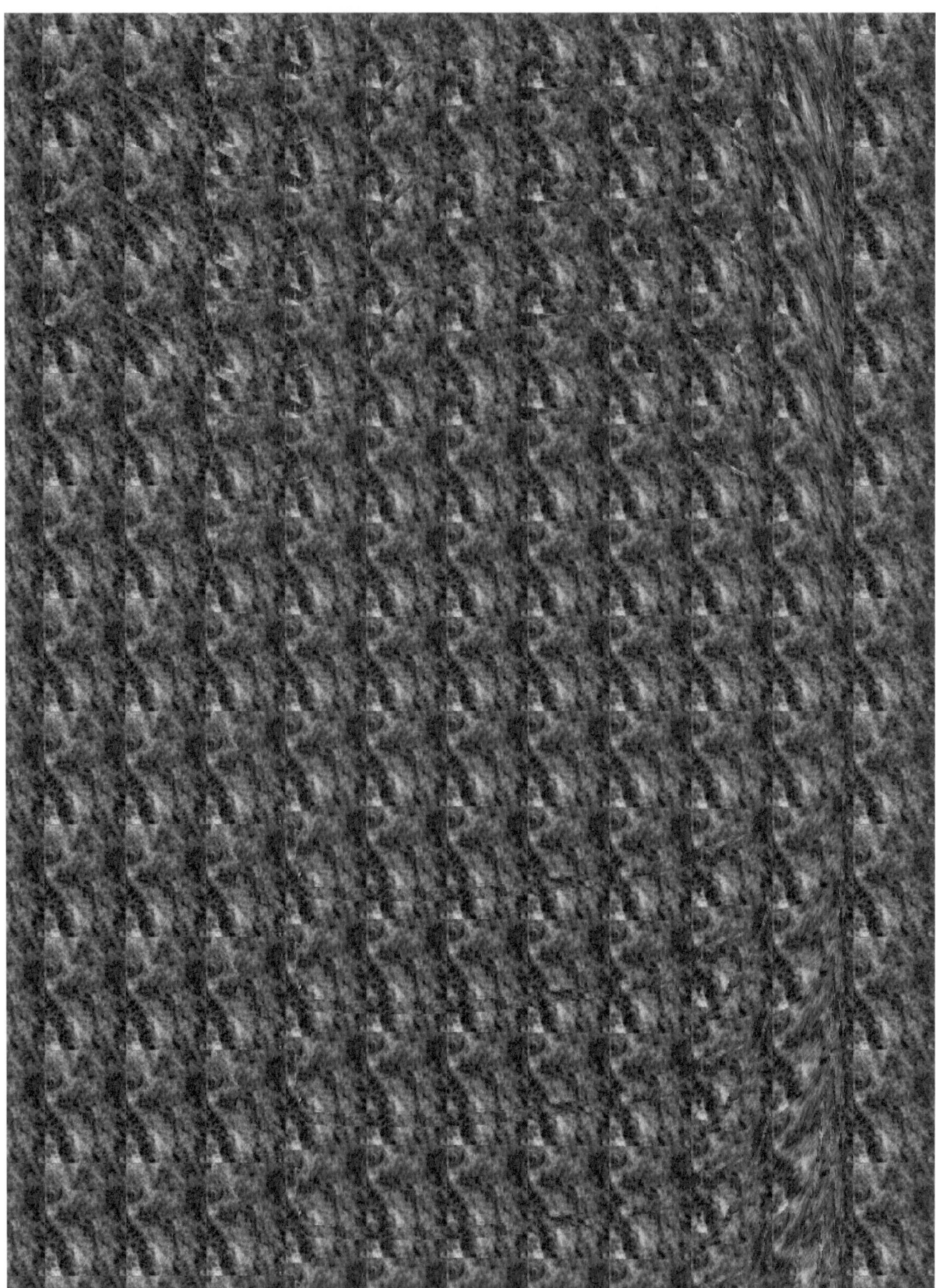

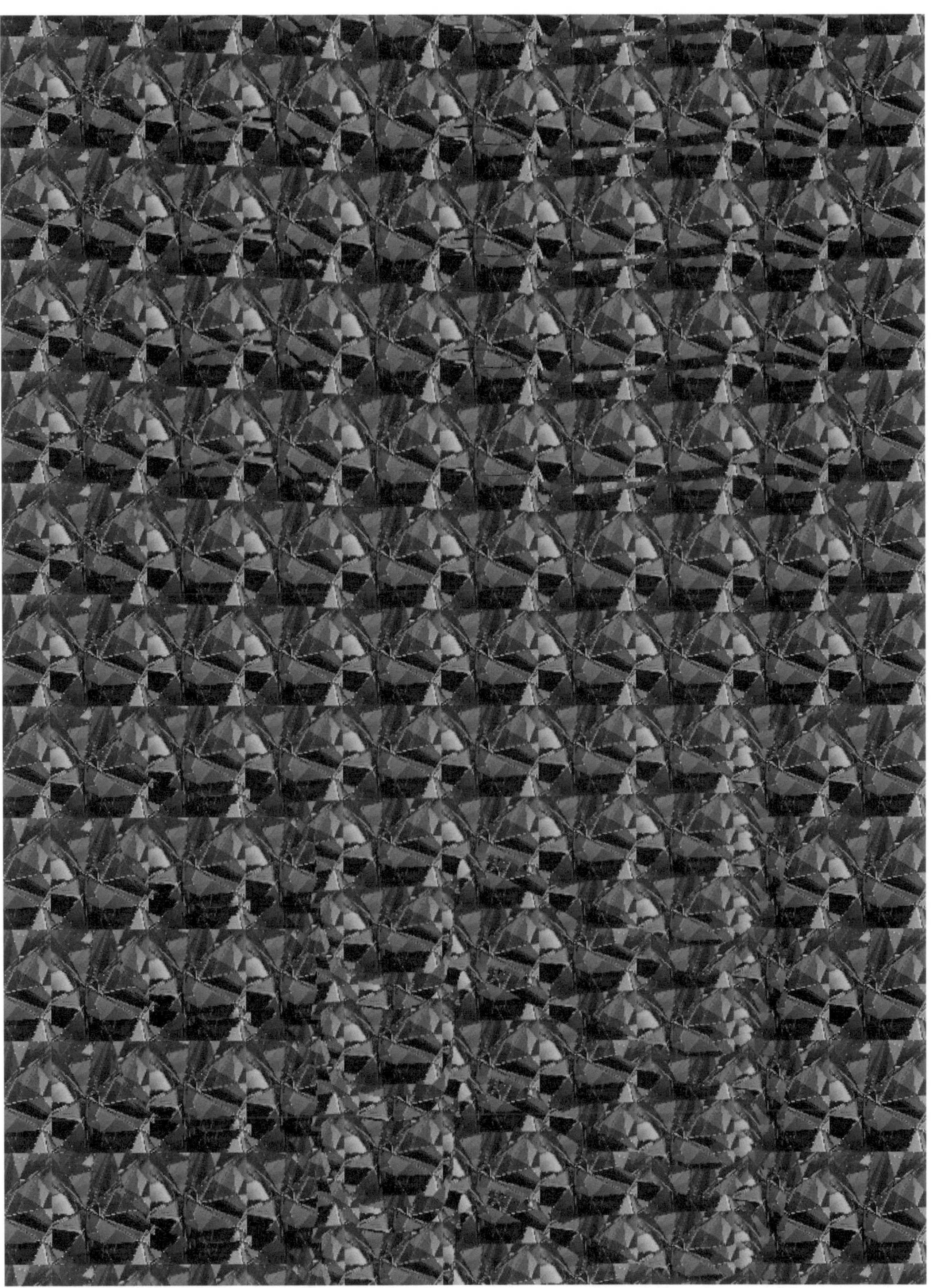

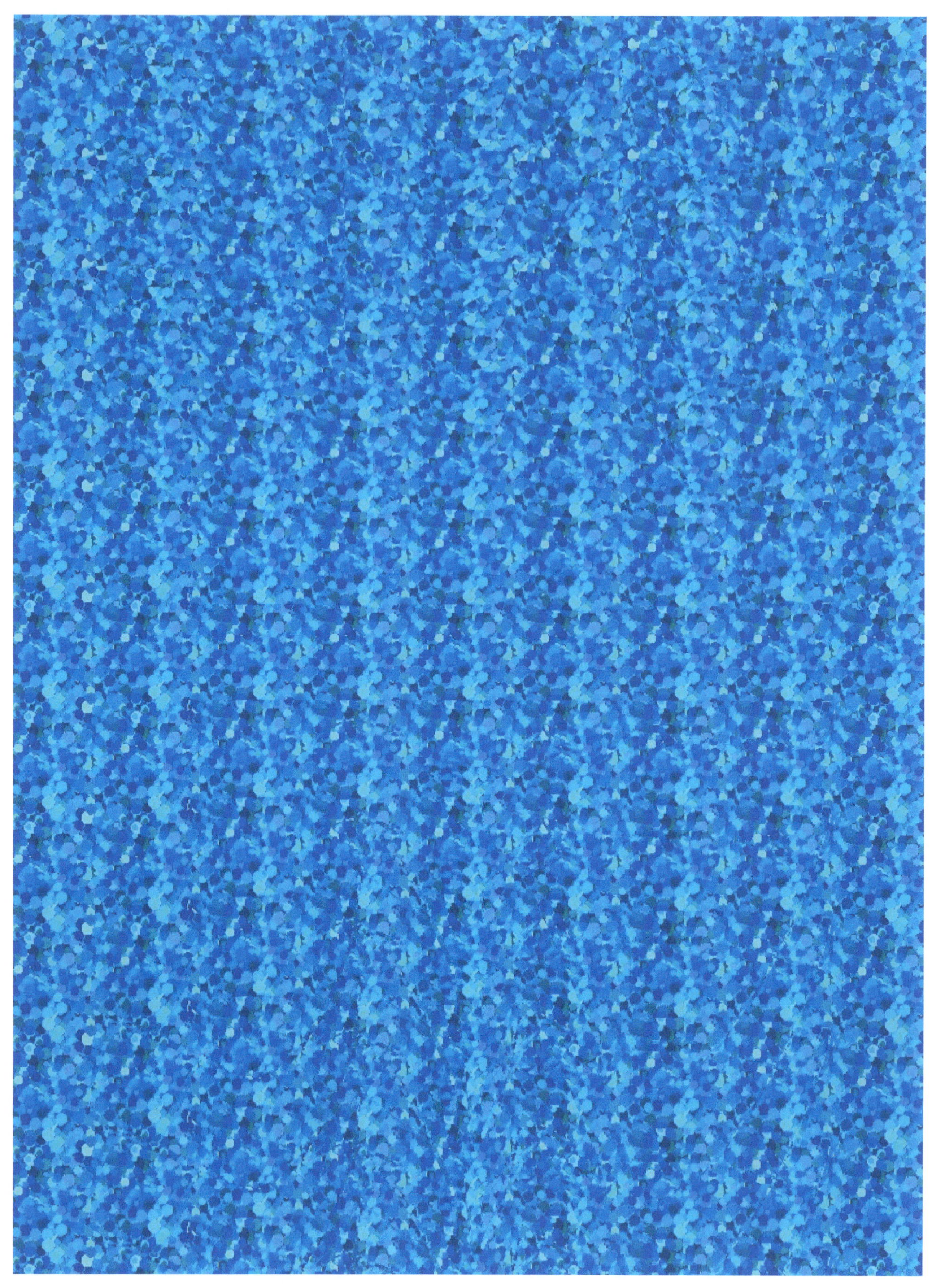

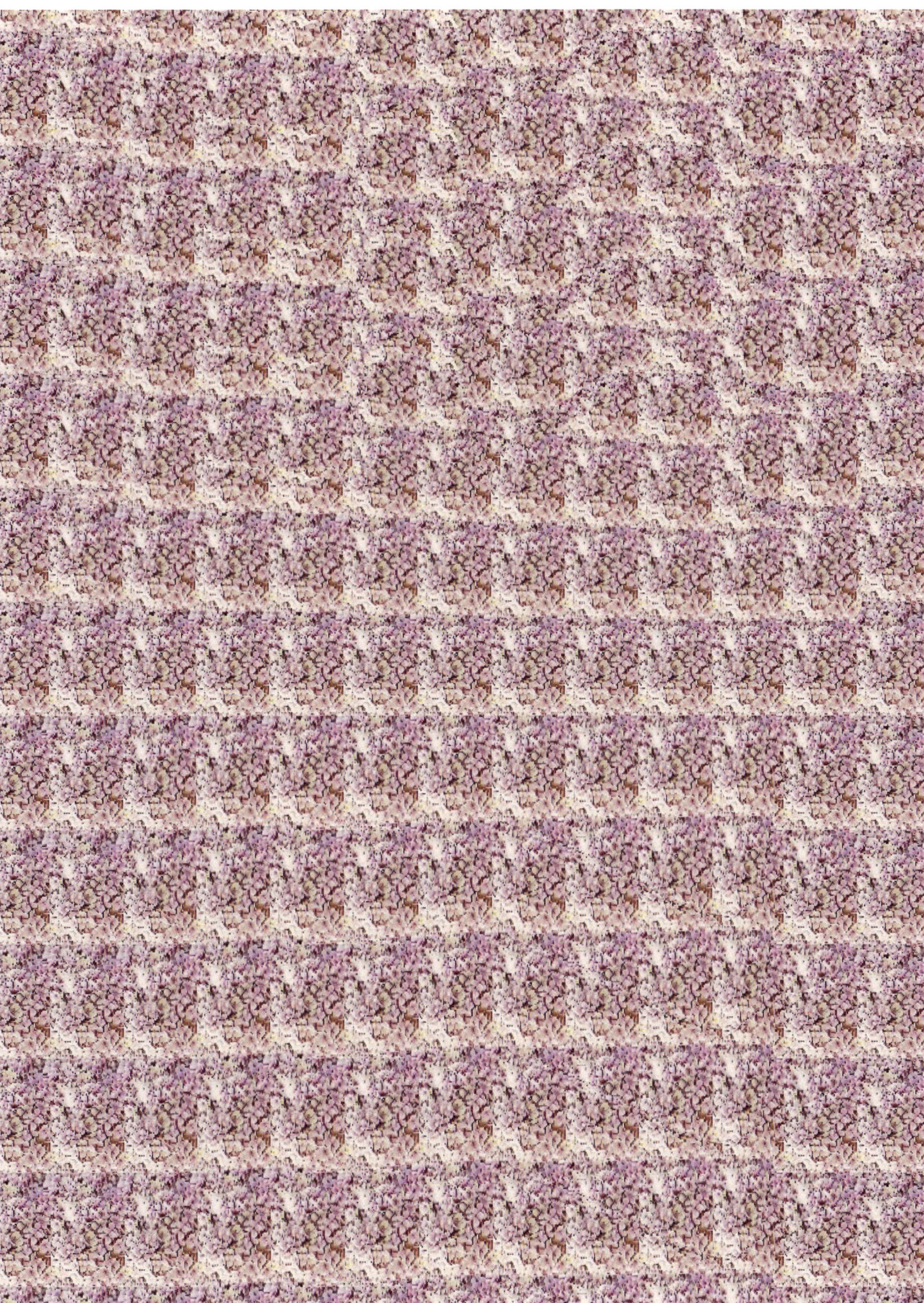

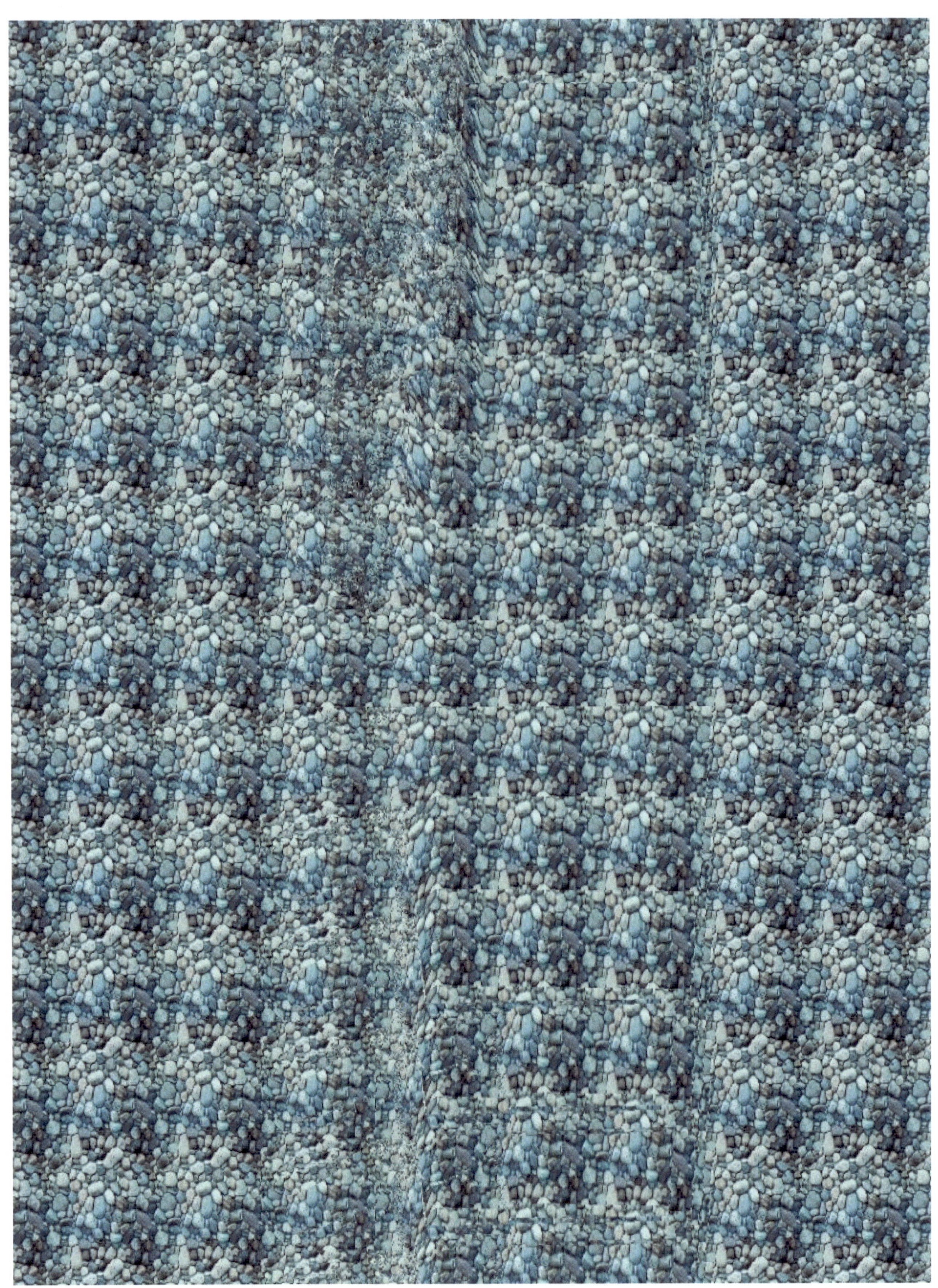

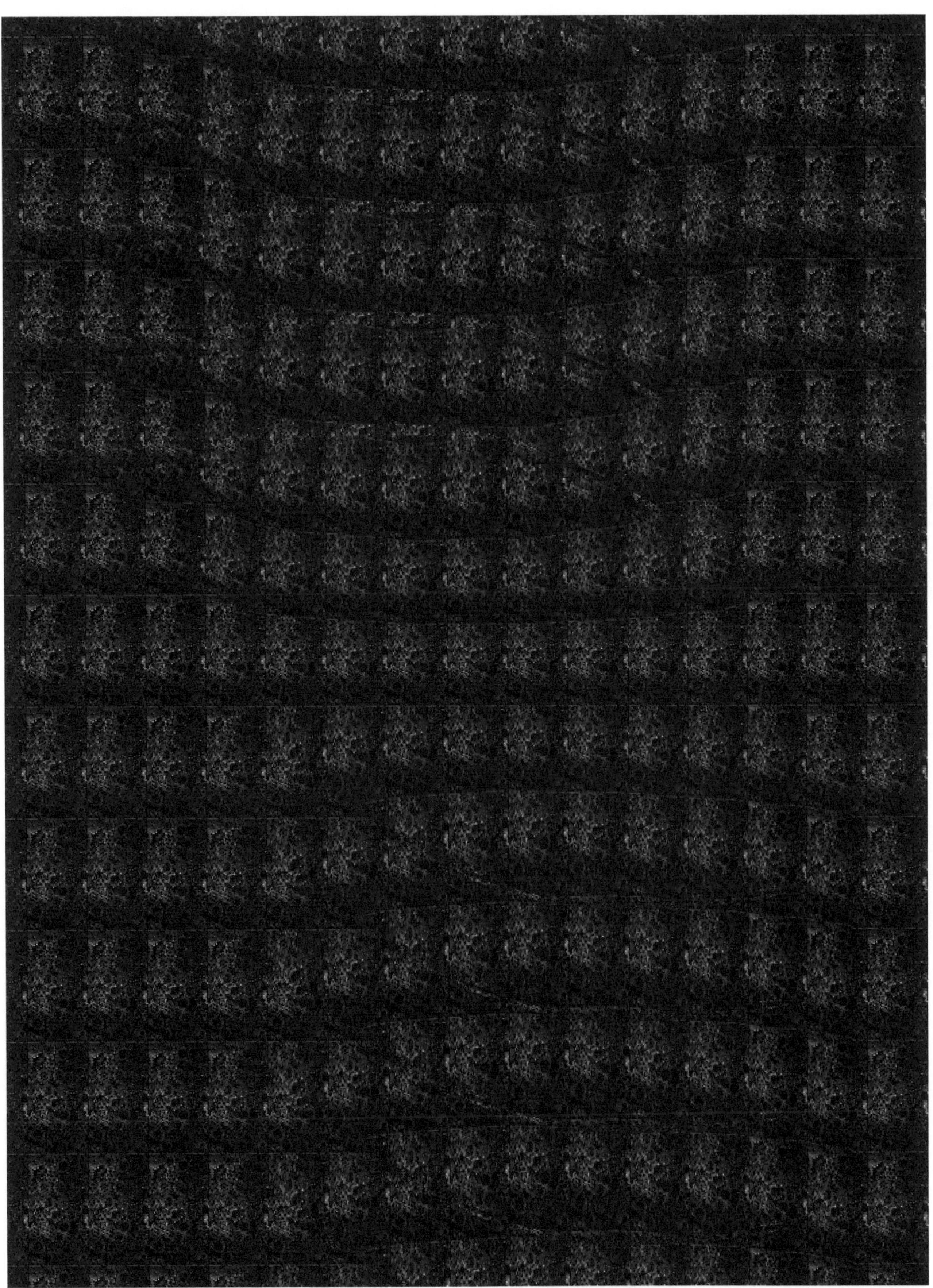

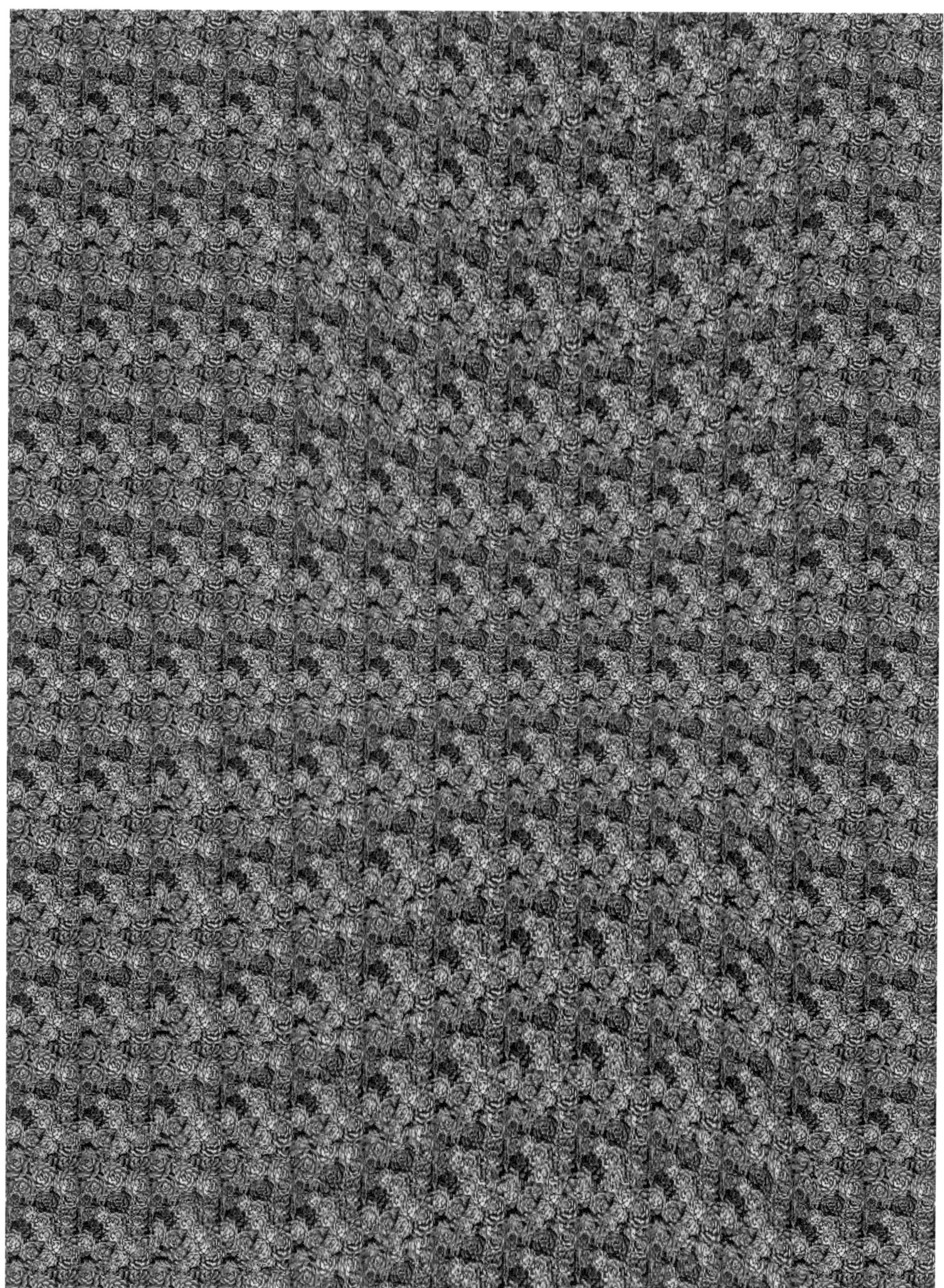

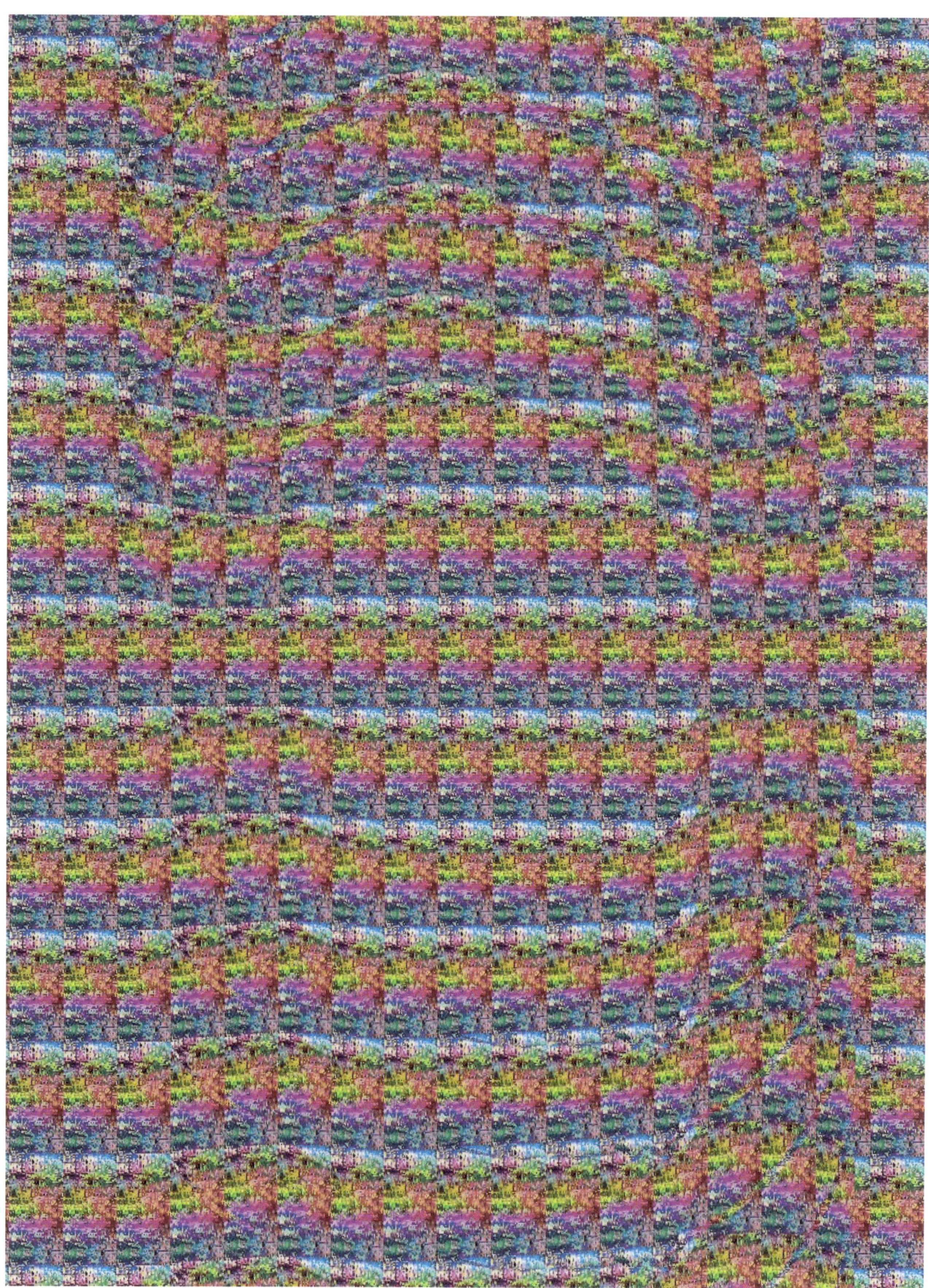

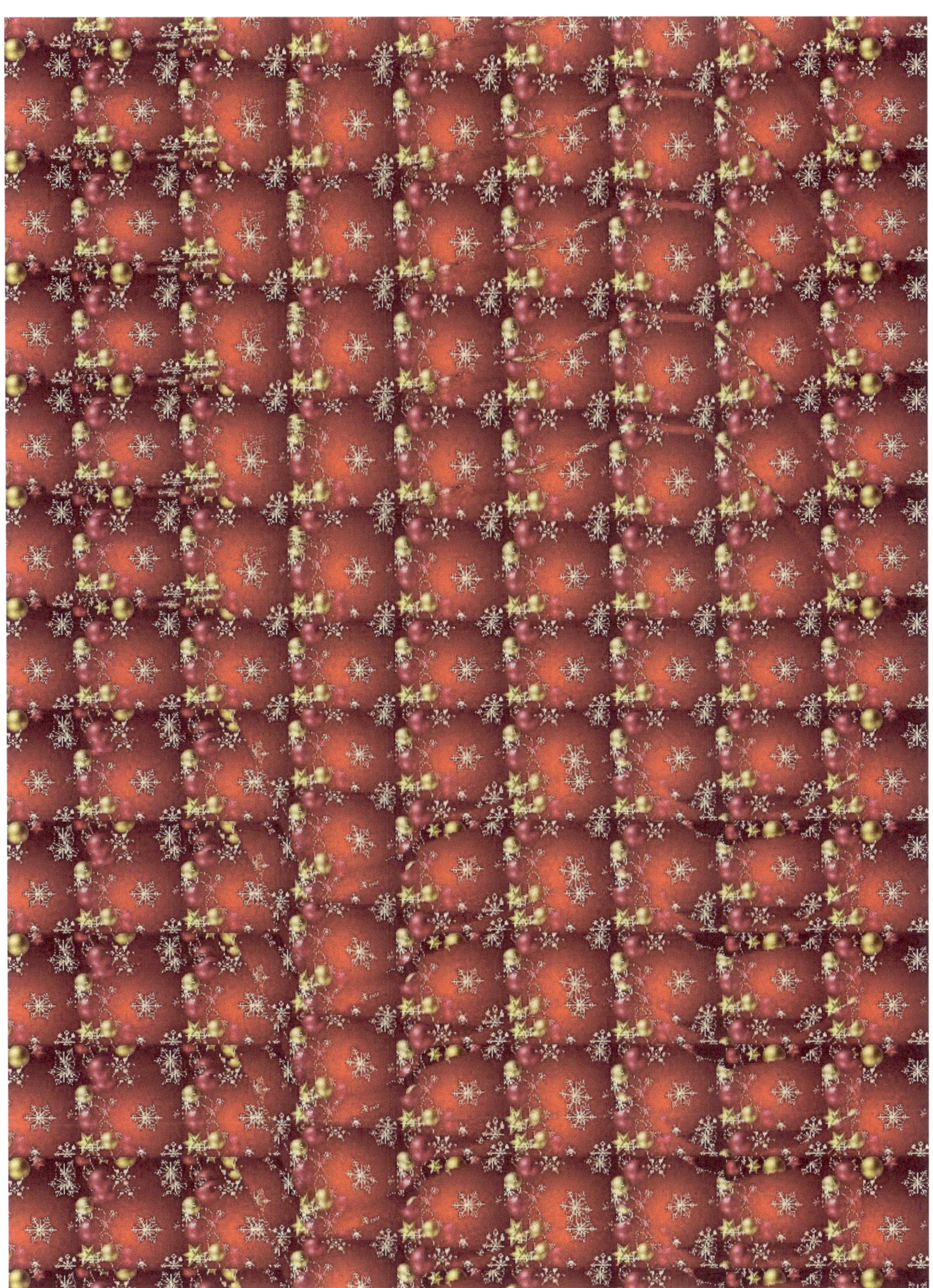

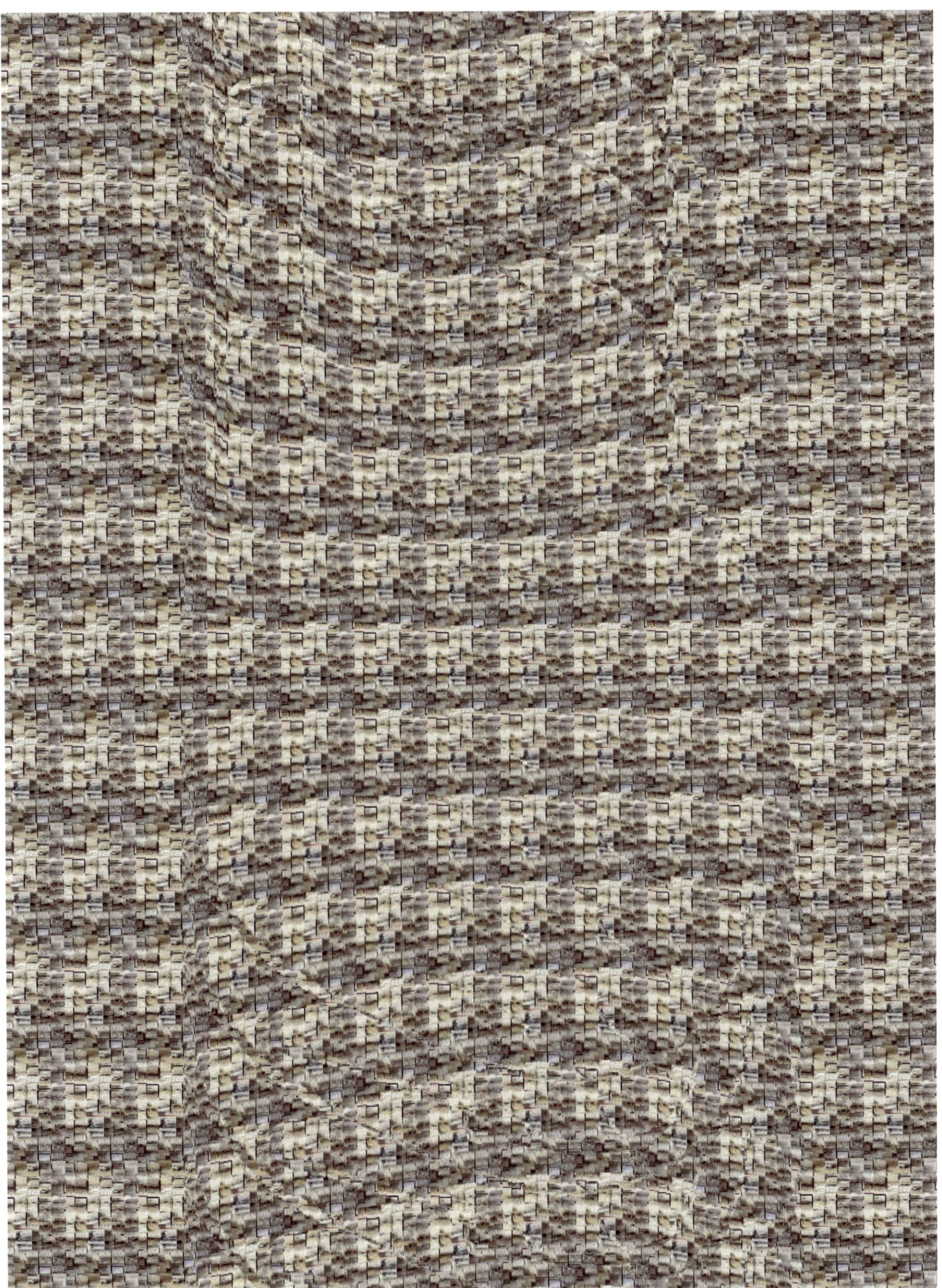

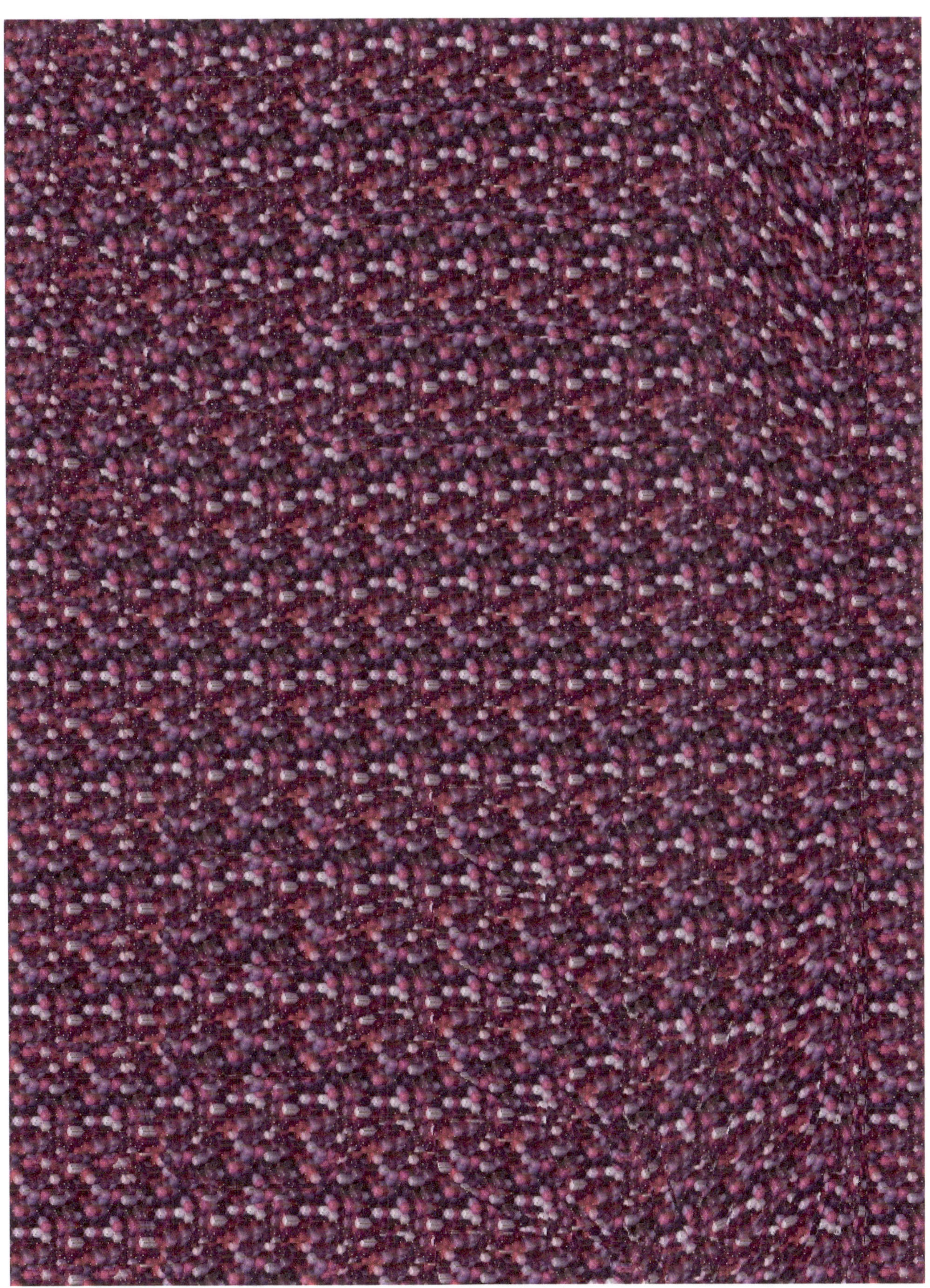

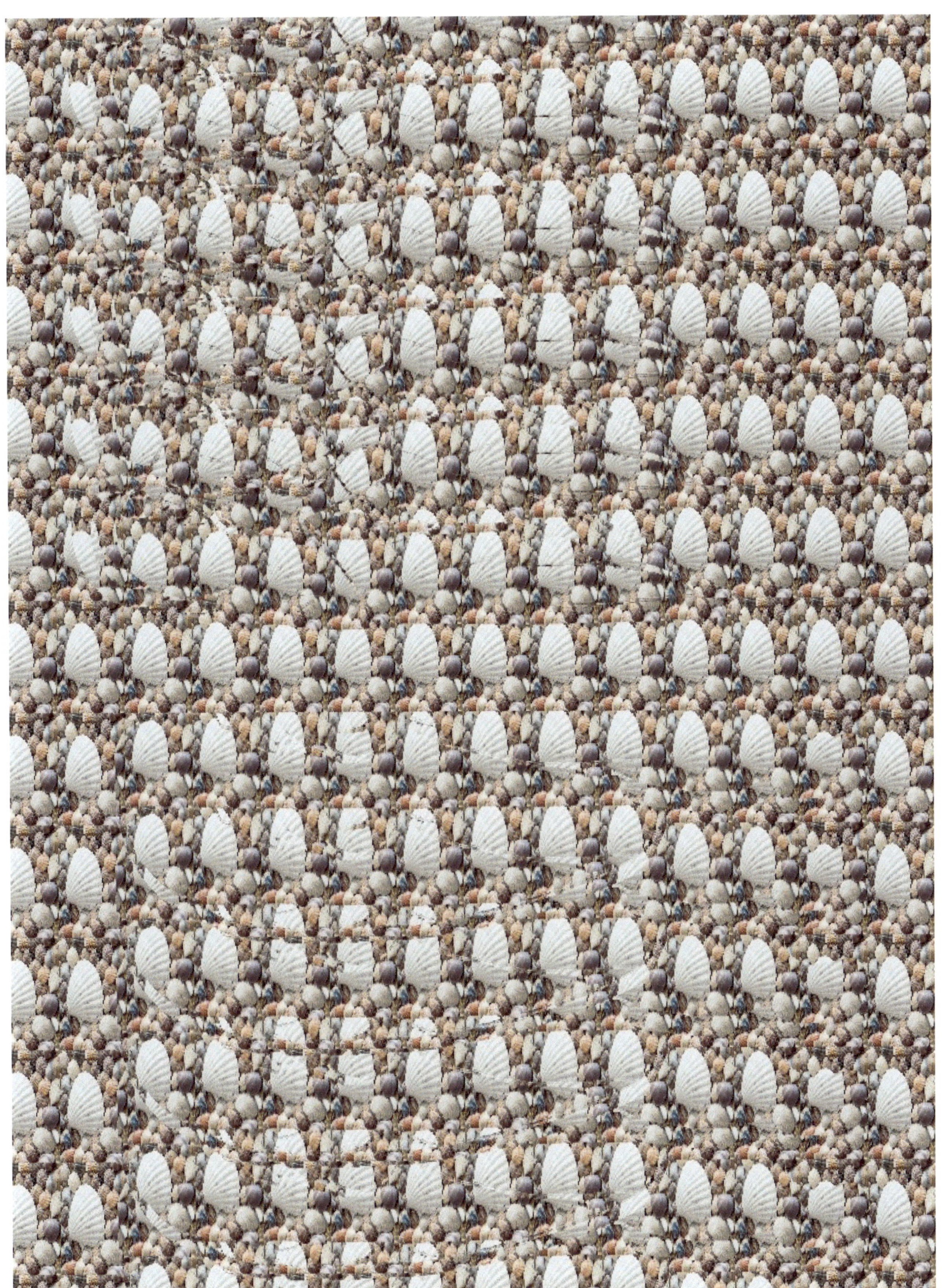

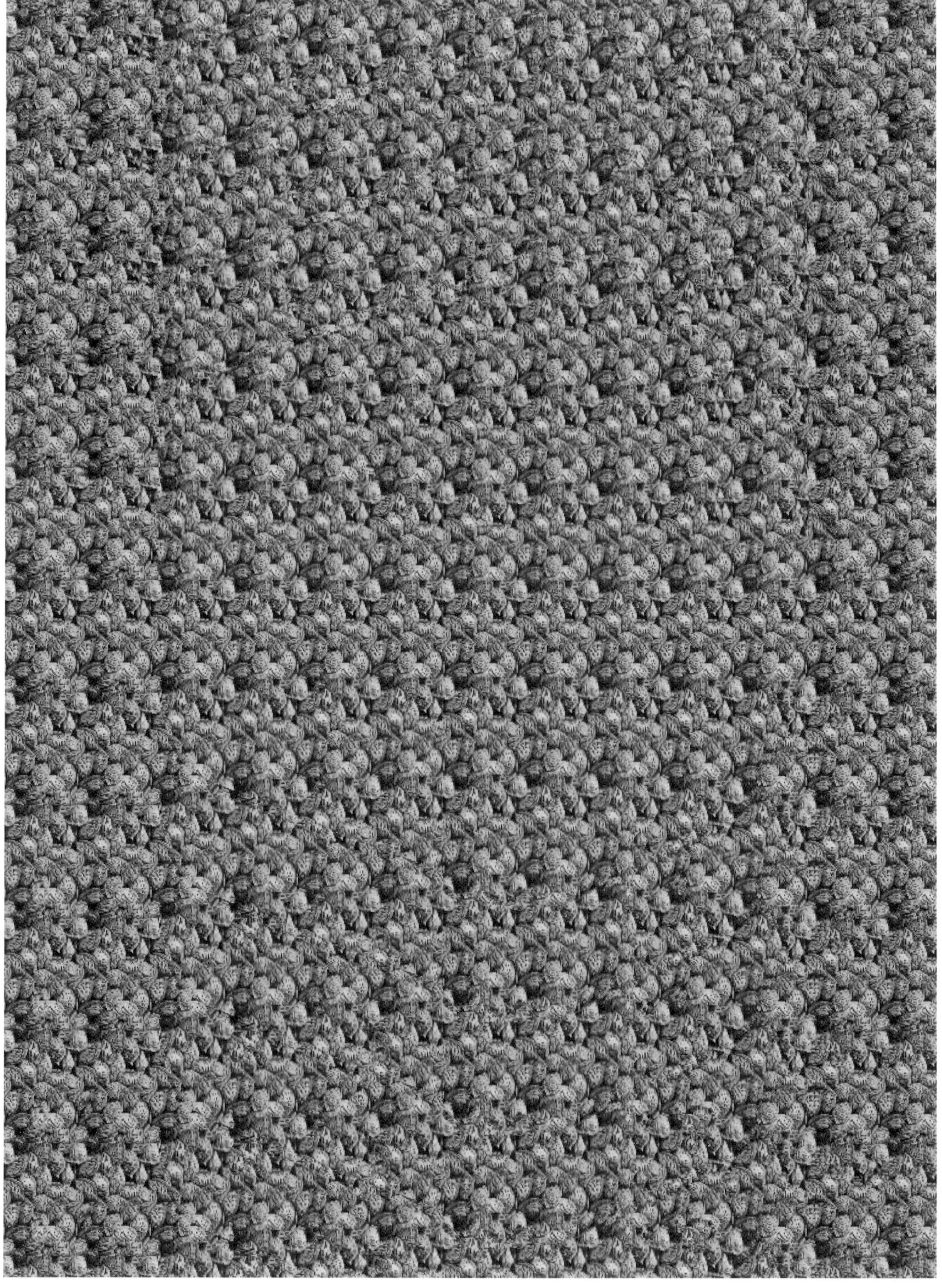

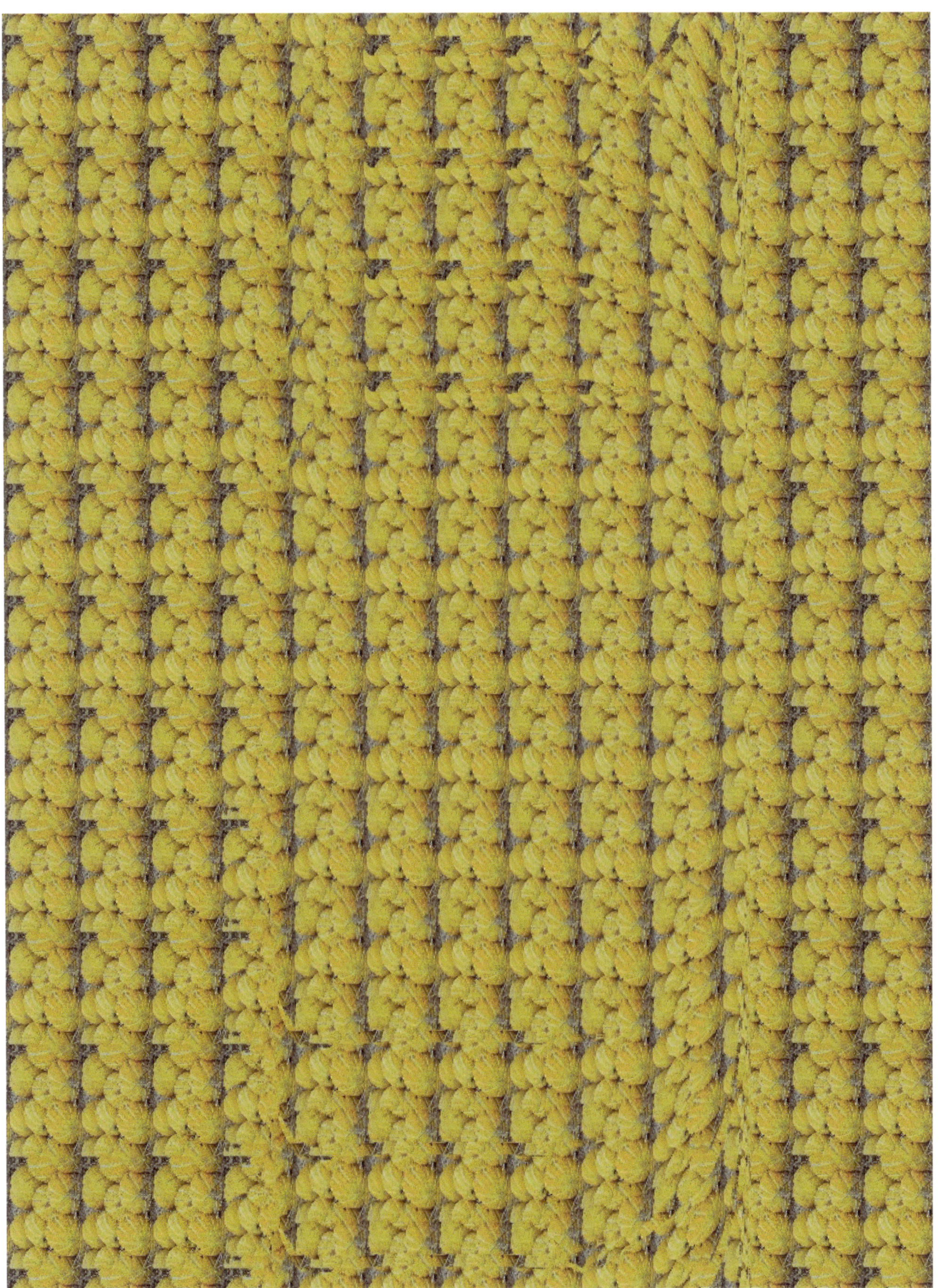

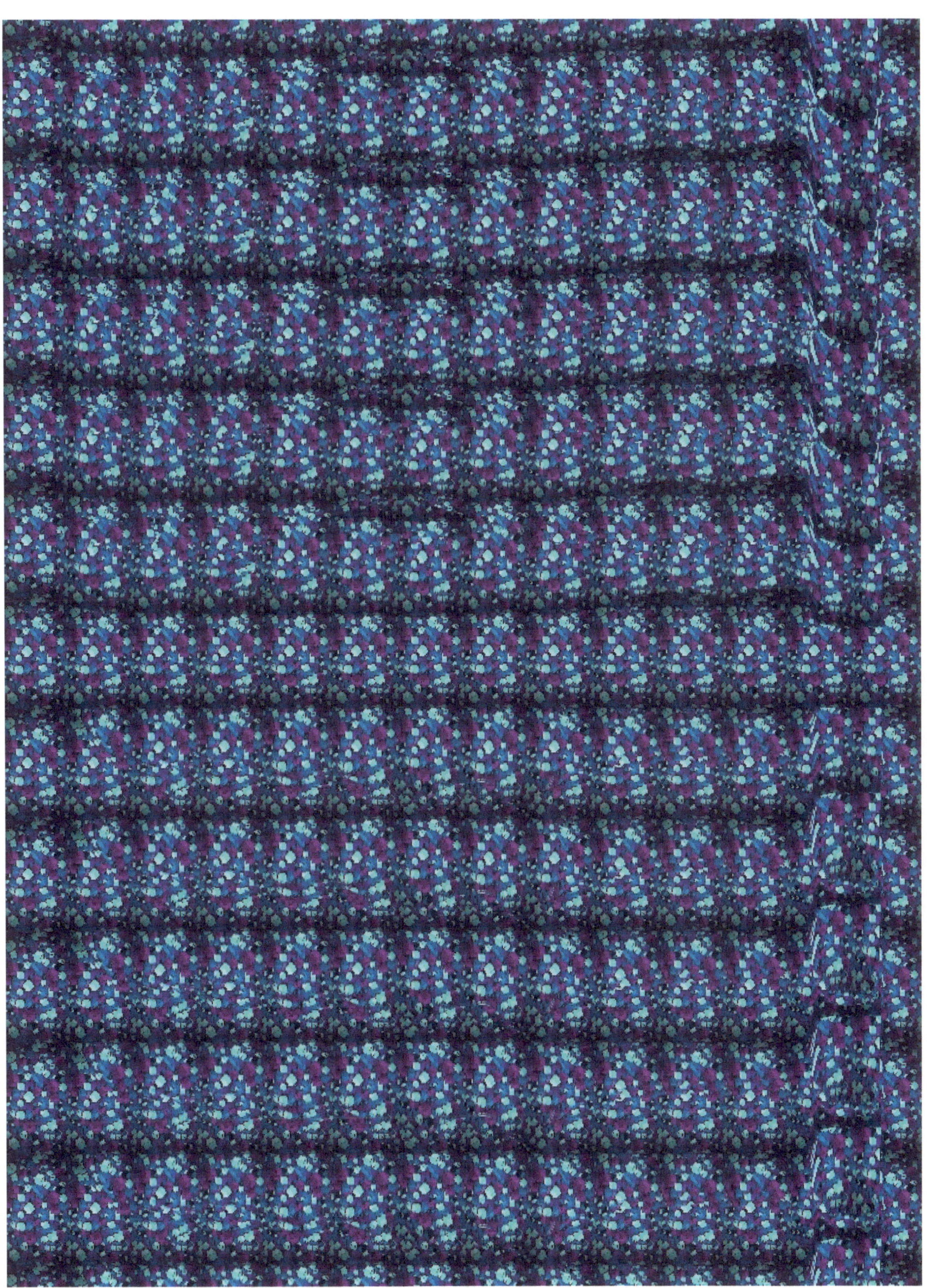

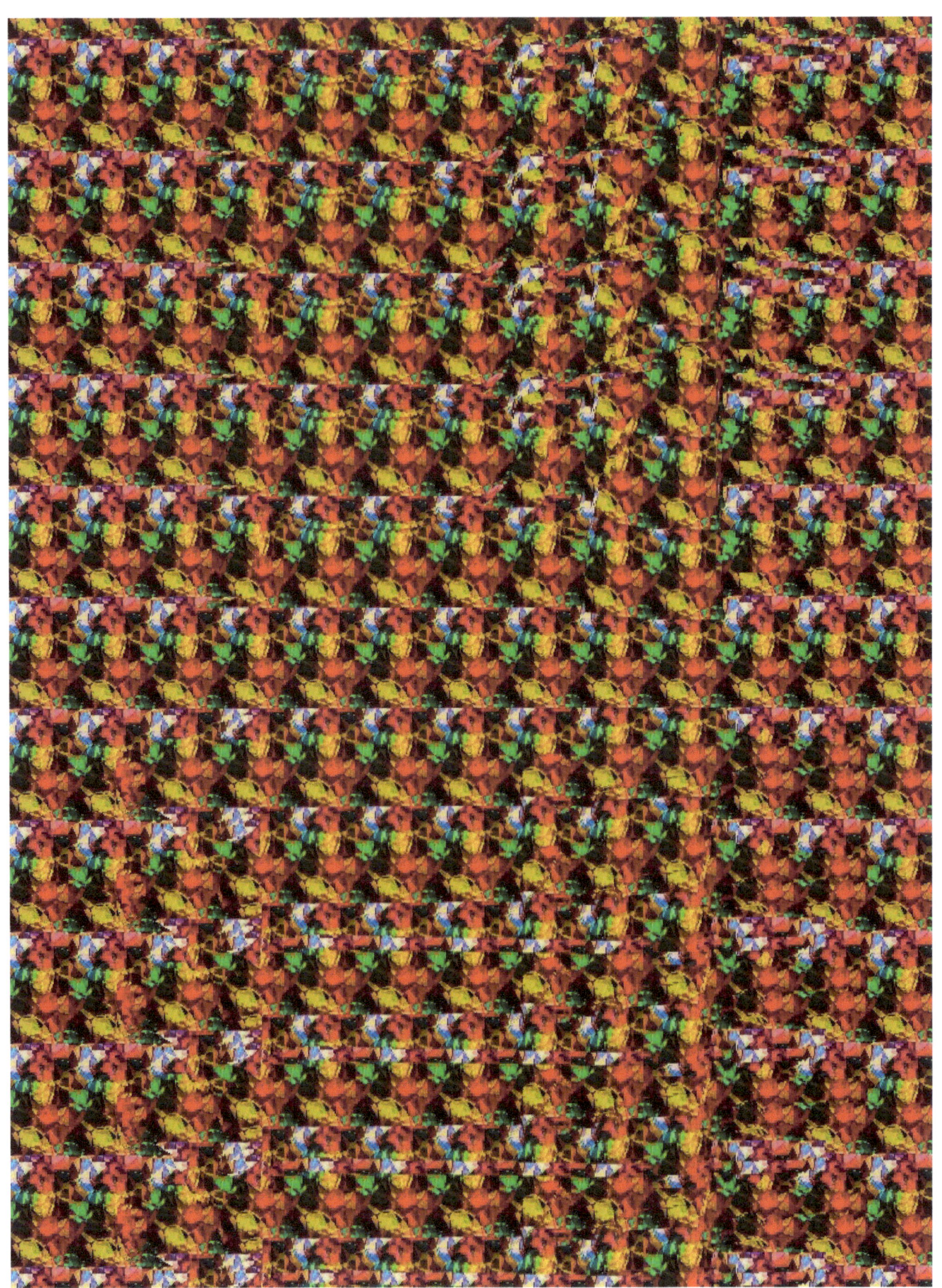

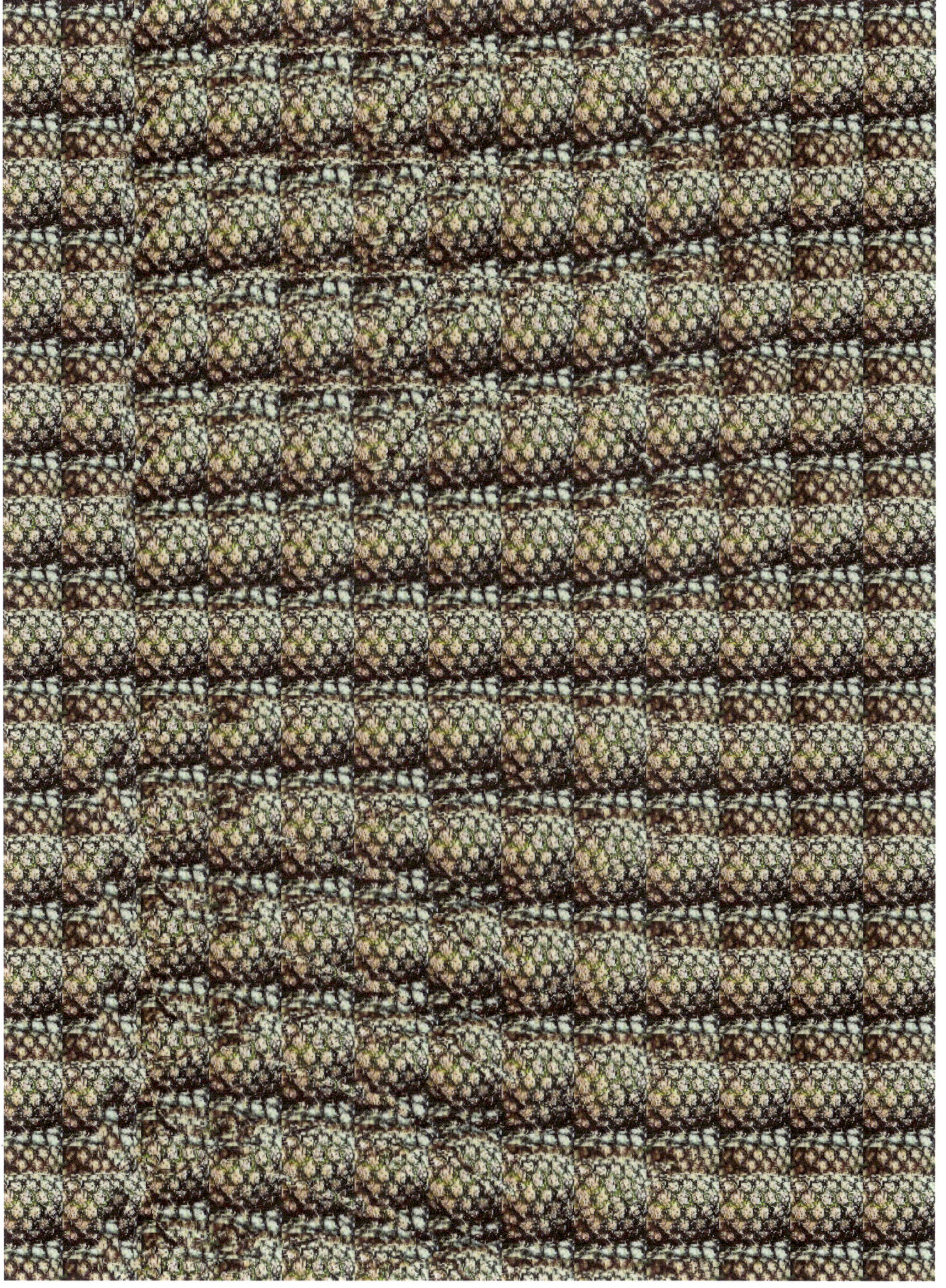

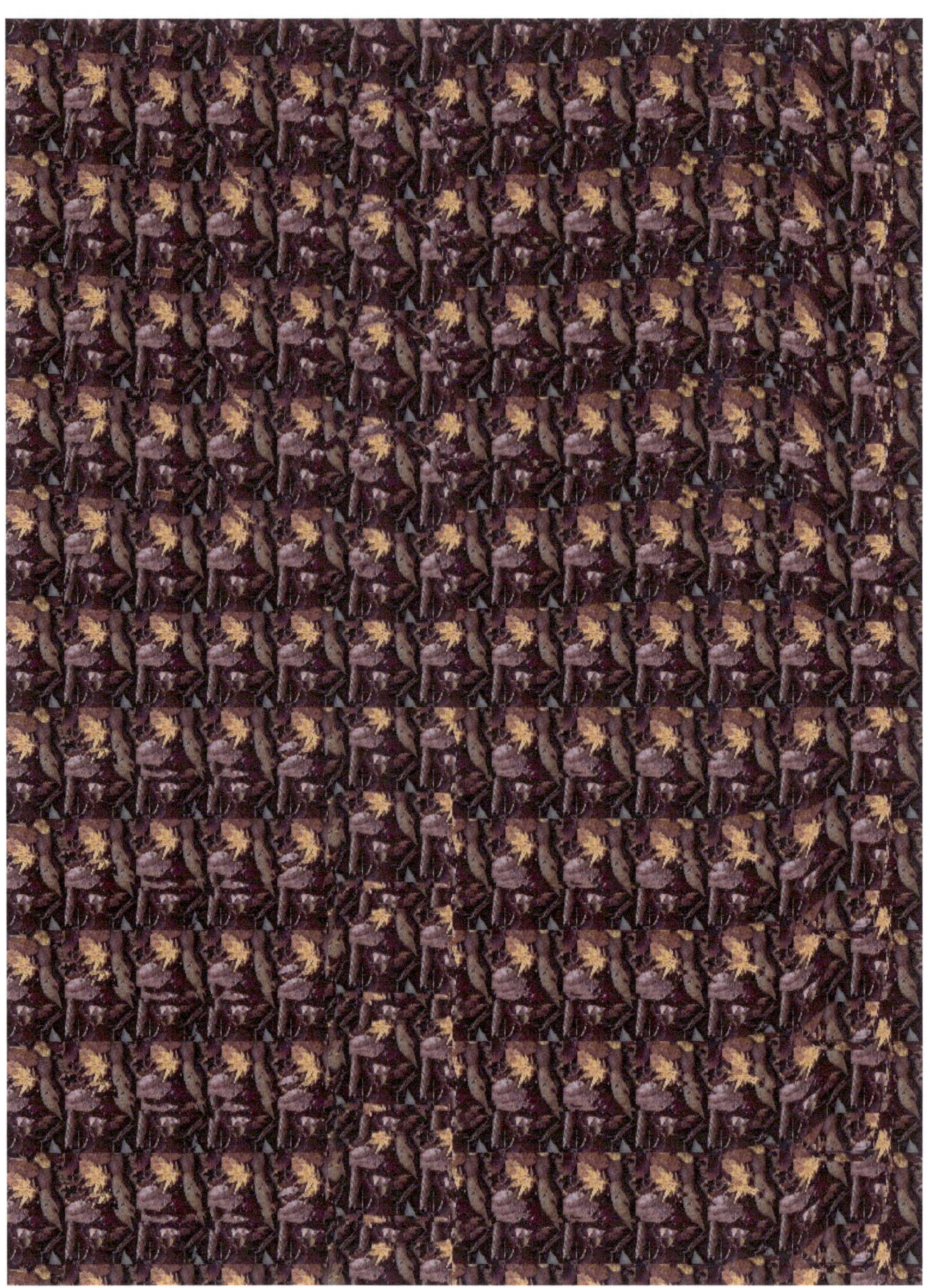

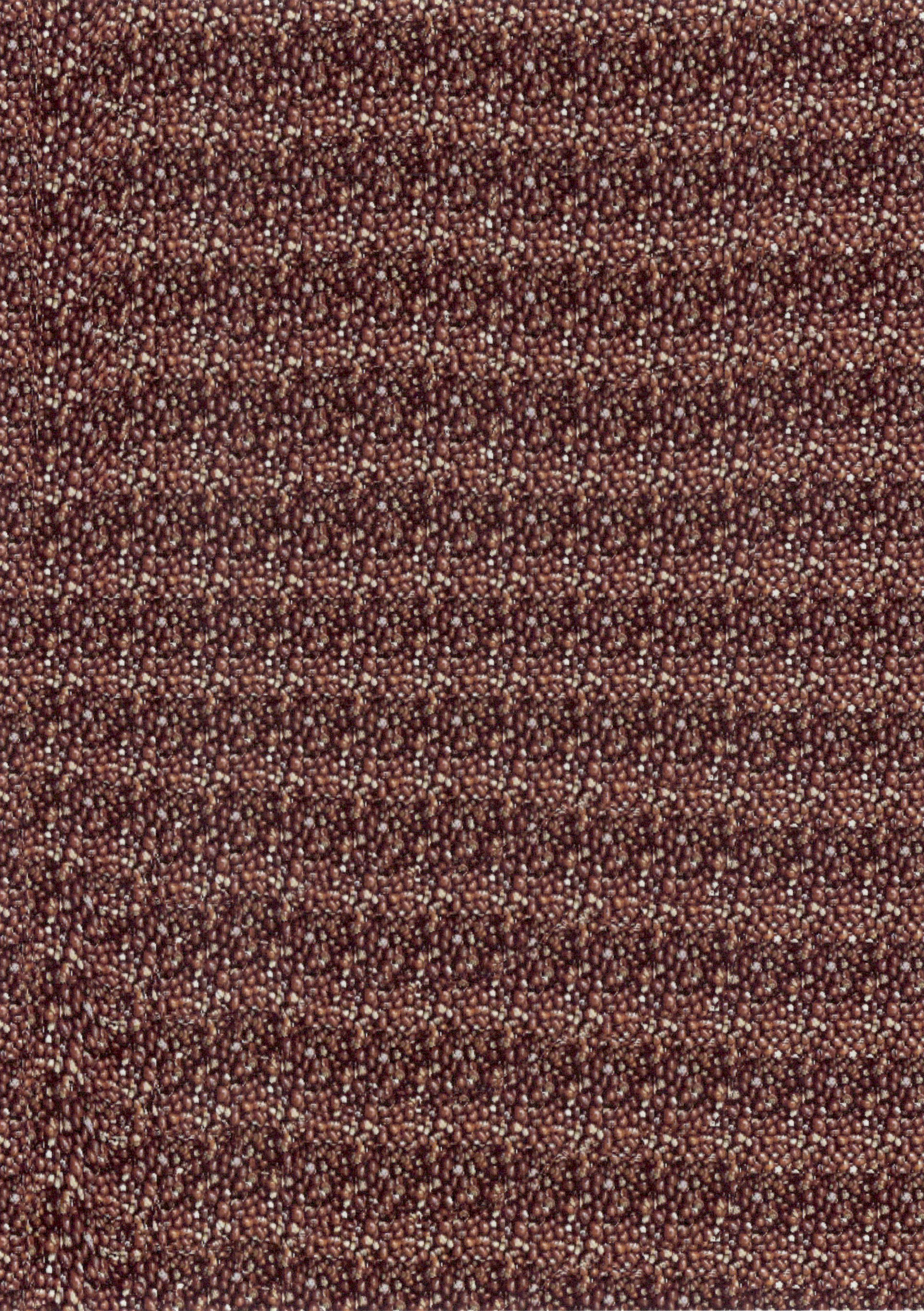

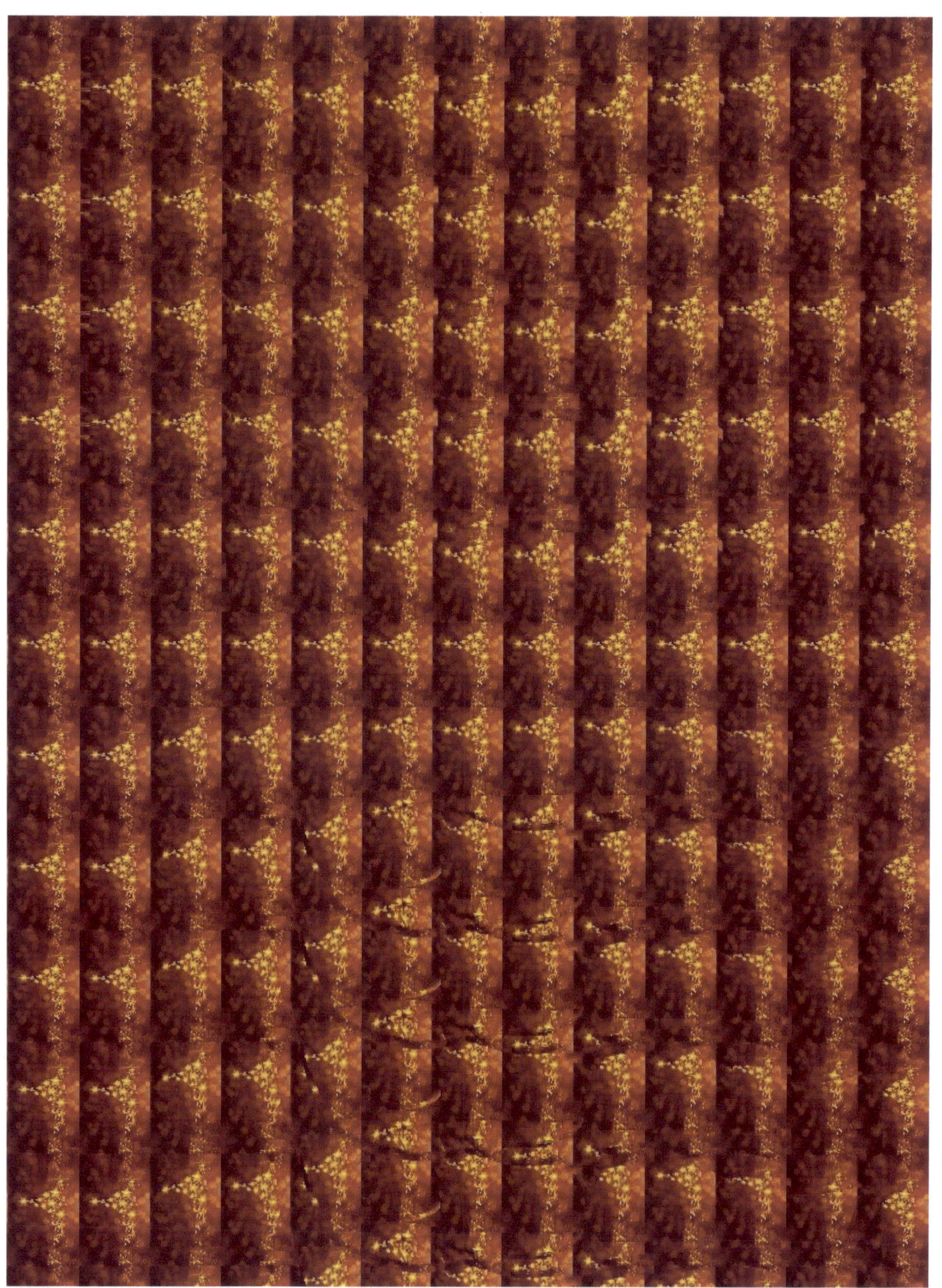

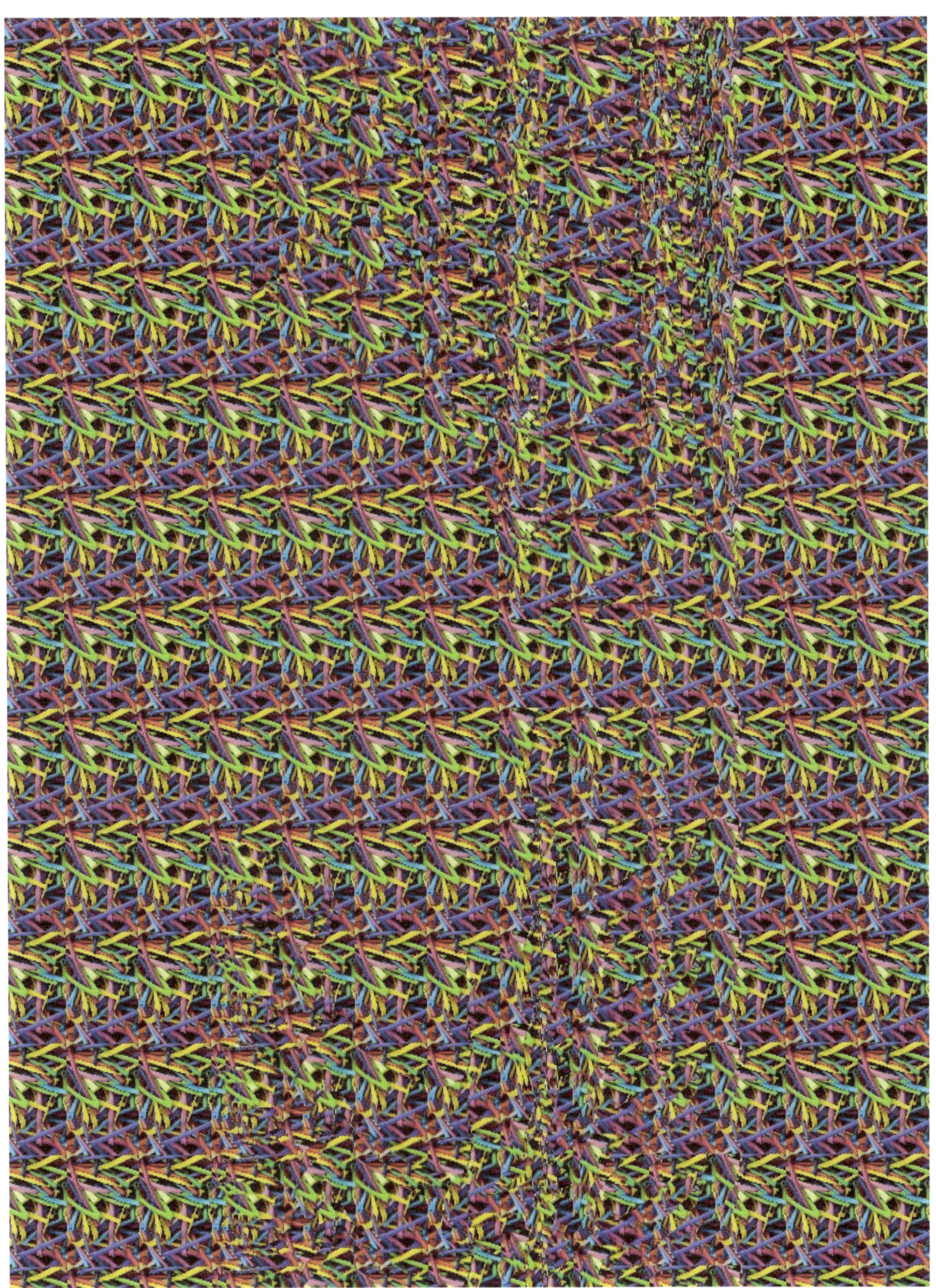

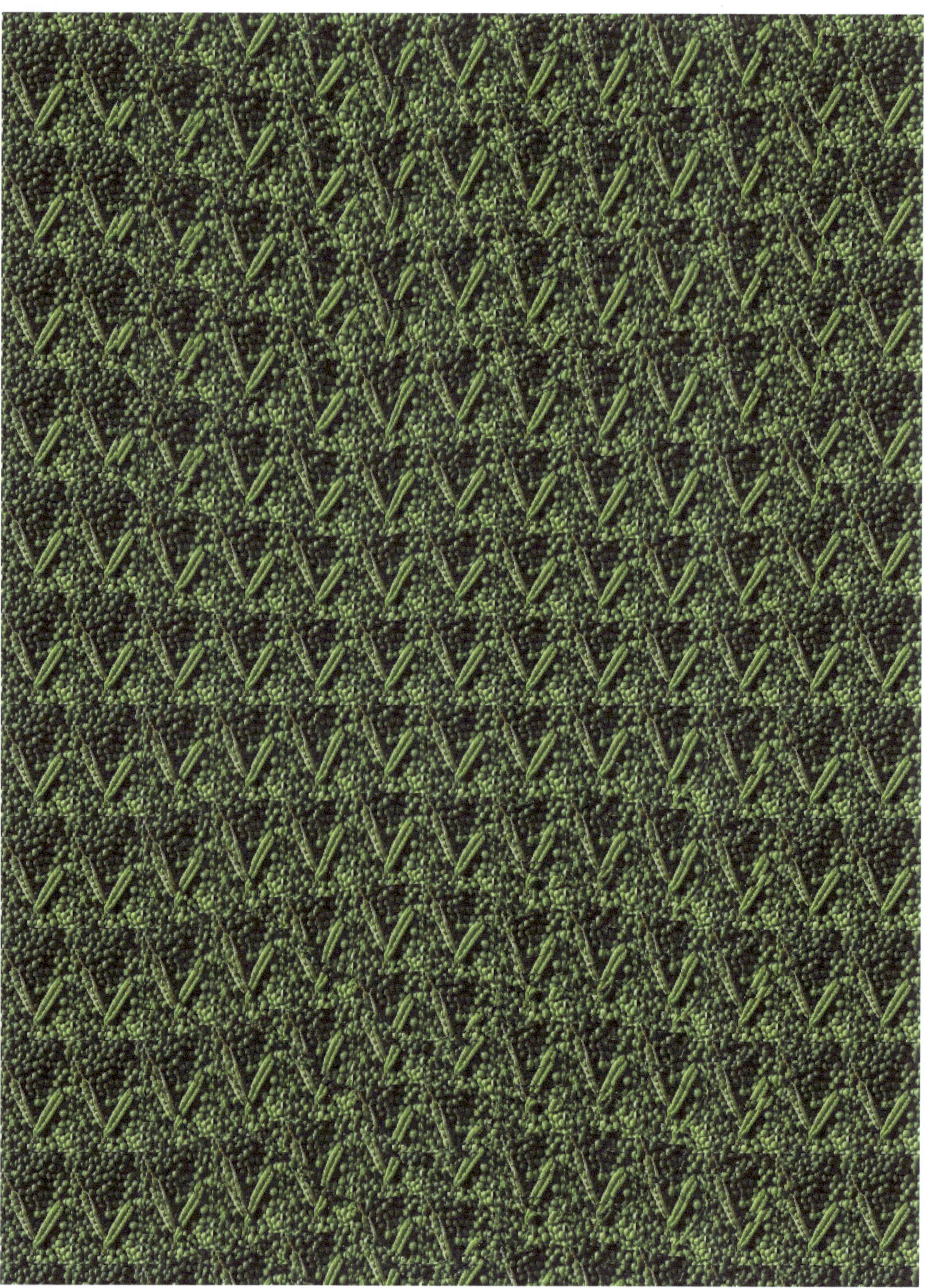

Solutions

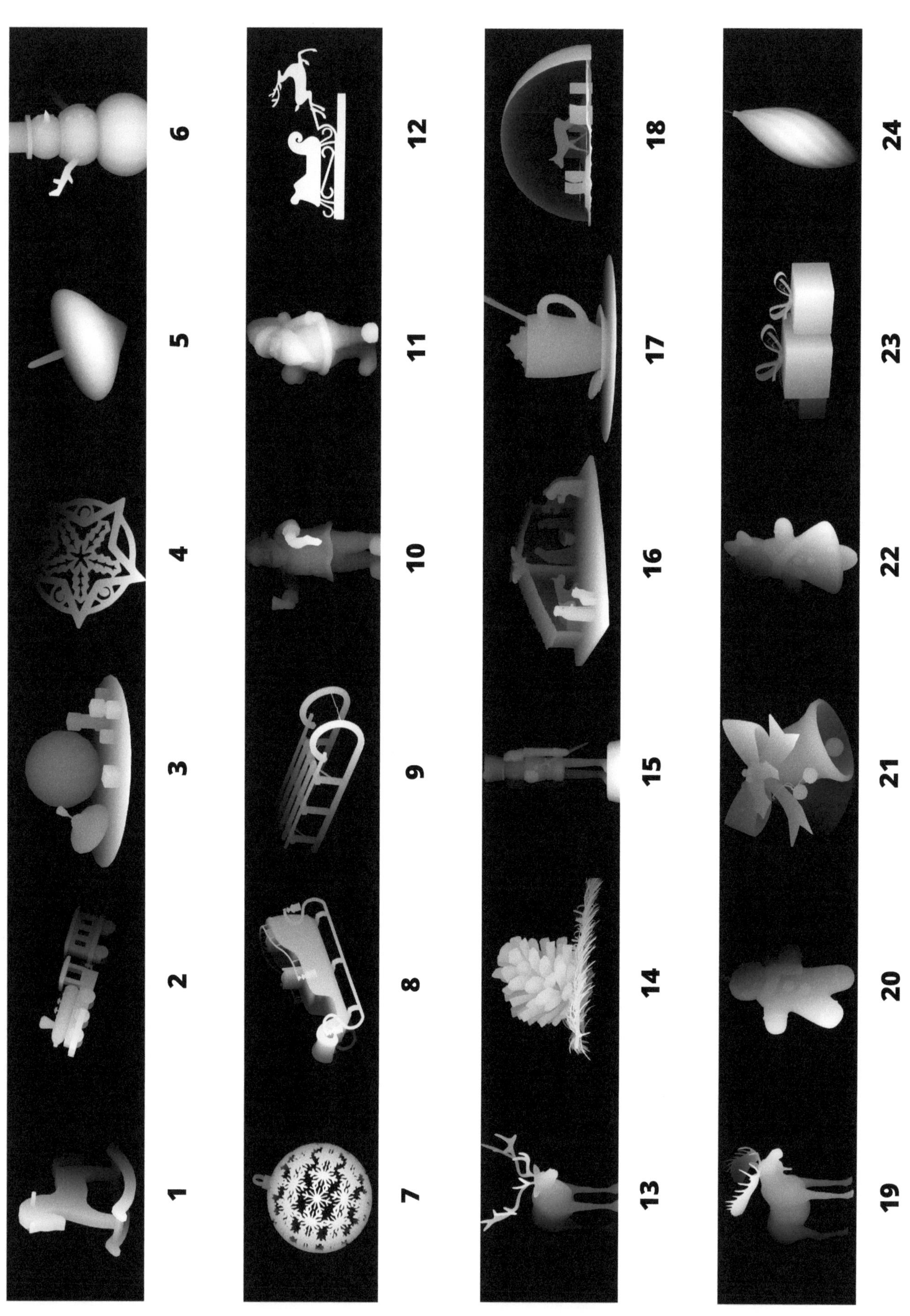

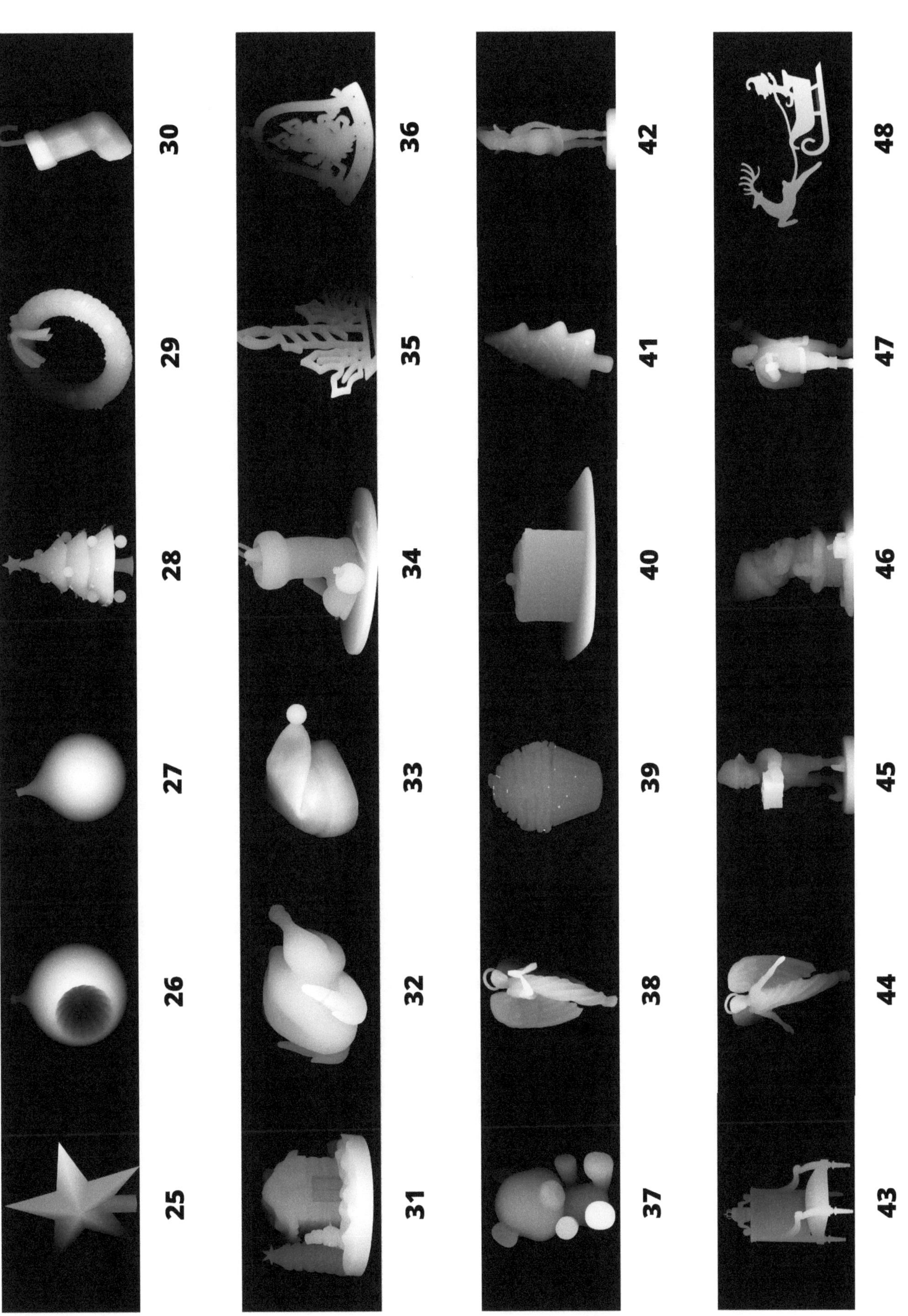

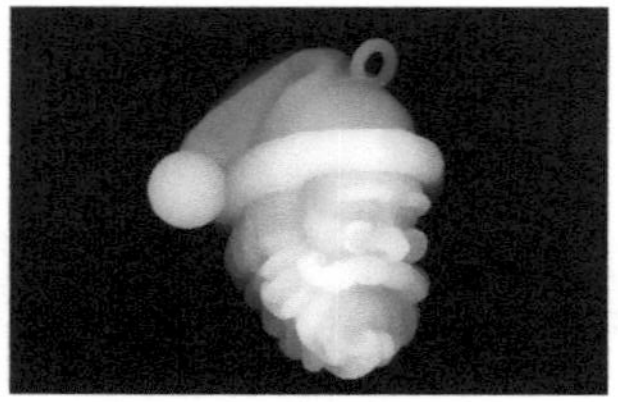

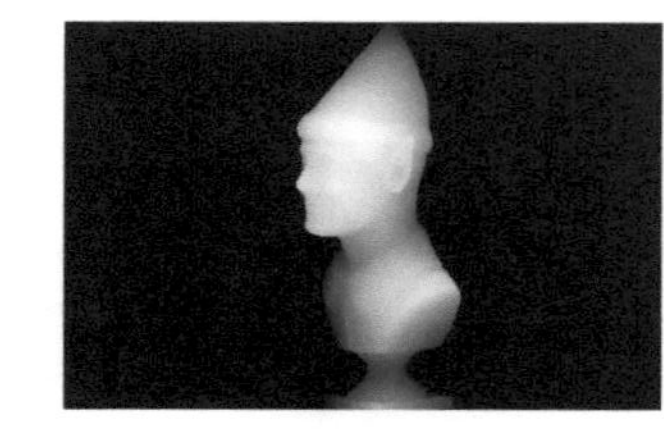

49

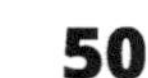

50

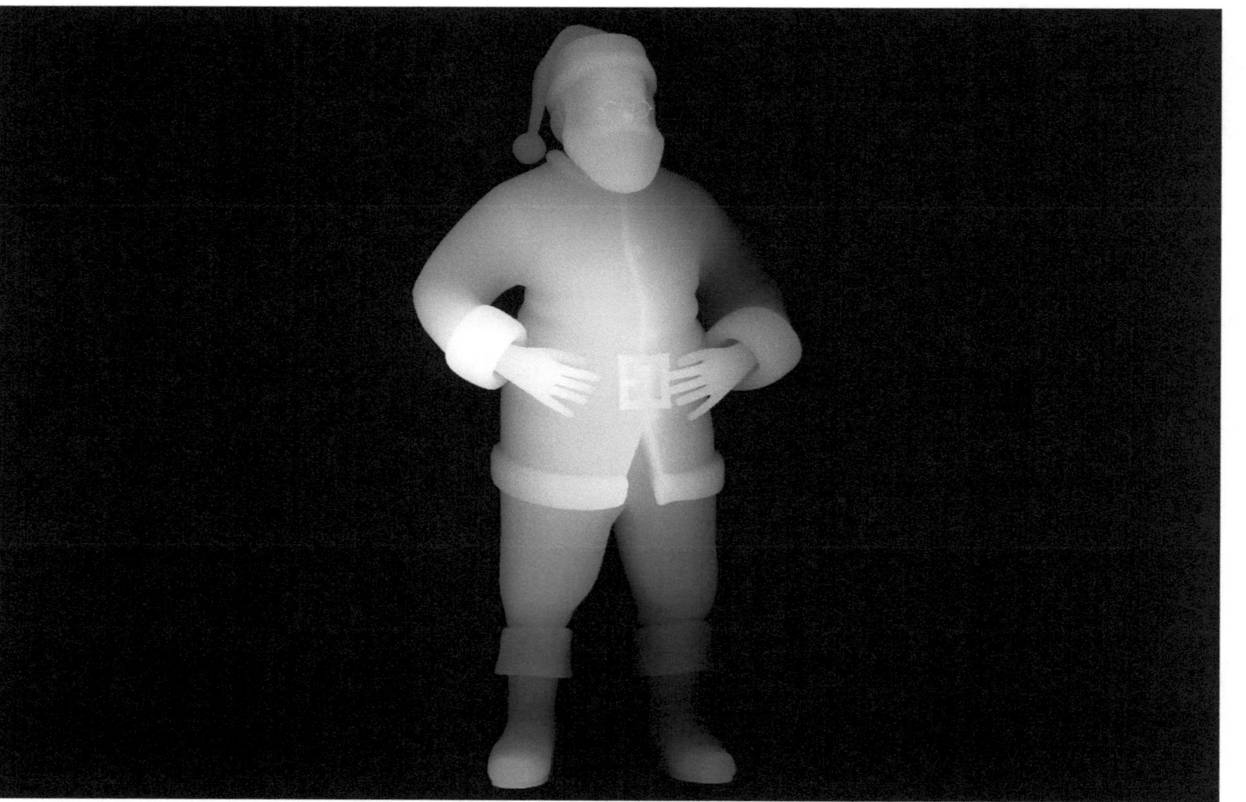

Image de couverture